AF326635

Éloges pour *Maîtriser l'Art du Lâcher Prise Sur la Douleur Émotionnelle et les Relations Toxiques*

« *Maîtriser l'Art du Lâcher Prise Sur la Douleur Émotionnelle et les Relations Toxiques* est à la fois pratique et profondément empathique, un véritable trésor. Le Dr Puryear crée un espace sûr où la vulnérabilité est célébrée comme une force, un message particulièrement puissant pour les adolescents. Les exercices pratiques, comme les rituels d'écriture et la pose de limites, rendent les leçons tangibles et transformatrices. Avec son approche holistique qui aborde les pressions sociales, les relations et l'indépendance, ce livre est une ressource inestimable pour les éducateurs, mentors et toute personne cherchant un équilibre émotionnel plus sain. »

—Marie-Hélène Fasquel, Readers' Favorite

« Ce que j'ai le plus aimé dans *Maîtriser l'Art du Lâcher Prise Sur la Douleur Émotionnelle et les Relations Toxiques*, c'est la façon dont il dépassait la théorie pour proposer des exercices pratiques et faciles à suivre que je pouvais appliquer tant dans ma vie personnelle que professionnelle. Le Dr Puryear écrit avec honnêteté et profondeur, transformant chaque chapitre en une étape vers la guérison et la découverte de soi. Le voyage a été intime et transformateur, apportant réflexion, inspiration et véritable évolution. C'est un guide sincère et éclairant que je recommande vivement aux adolescents, jeunes adultes, parents, éducateurs et professionnels du bien-être. »

—Salina Coria, Readers' Favorite

« *Maîtriser l'Art du Lâcher Prise Sur la Douleur Émotionnelle et les Relations Toxiques* est un guide compatissant et transformateur qui m'a aidé à redécouvrir ma force et ma valeur personnelle. Le Dr Puryear allie magnifiquement pragmatisme et empathie, montrant que se choisir soi-même est un acte d'amour profond. Ses stratégies réfléchies, ses exercices de réflexion et ses pratiques de pleine conscience rendent la guérison à la fois accessible et personnelle. Ce livre m'a rappelé que la douleur ne me définit pas et que la résilience, la conscience de soi et l'intelligence émotionnelle peuvent transformer même les moments les plus difficiles en une croissance profonde. »

—Jessica Barbosa, Readers' Favorite

« *Maîtriser l'Art du Lâcher Prise Sur la Douleur Émotionnelle et les Relations Toxiques* est un guide véritablement émancipateur et compatissant qui m'a fait me sentir à la fois capable et soutenu. L'approche encourageante du Dr Puryear montre qu'un véritable changement est à portée de main, offrant des outils pratiques pour libérer le passé et construire des relations plus saines. Ses conseils réfléchis favorisent la confiance, la conscience de soi et l'équilibre émotionnel, laissant aux lecteurs la confiance que la paix et la liberté ne sont pas seulement possibles, elles sont accessibles par des choix conscients et aimants. »

—Asher Syed, Readers' Favorite

« *Maîtriser l'Art du Lâcher Prise Sur la Douleur Émotionnelle et les Relations Toxiques* est un guide inspirant et éducatif qui rend la guérison émotionnelle pratique et accessible. Les exercices réfléchis et les enseignements clairs du Dr Puryear aident les lecteurs à intégrer chaque leçon et à l'appliquer à la vie quotidienne. En se concentrant sur l'auto-compassion, la pleine conscience et l'empathie, le livre propose une approche ancrée pour réduire le stress et l'anxiété dans un monde effréné et exigeant. C'est un incontournable pour quiconque se sent accablé par les attentes et prêt à retrouver la paix d'esprit. »

—Pikasho Deka, Readers' Favorite

« Certains d'entre nous ont traversé une révolution juste pour survivre à leur éducation, sans parler de vivre dans un monde rempli de corruption, d'abus et de mensonges. Ce sont les résilients qui survivent, et ce sont des livres comme *Maîtriser l'Art du Lâcher Prise Sur la Douleur Émotionnelle et les Relations Toxiques* qui vous donnent les outils non seulement pour survivre au chaos, mais aussi pour triompher et vivre joyeusement, peu importe ce que vous avez traversé. Lisez ce livre et suivez les conseils pour la résilience ! »

—Angela Shelton, actrice, scénariste, réalisatrice et productrice

MAÎTRISER L'ART DU LÂCHER PRISE

SUR LA DOULEUR ÉMOTIONNELLE ET LES RELATIONS TOXIQUES

Amour de soi, acceptation de soi et quête de paix intérieure pour adolescents et jeunes adultes

JEROME PURYEAR MD

Avis juridique
Les informations contenues dans cet ouvrage sont fournies à titre éducatif et informatif uniquement, et leur contenu ne saurait être considéré comme fiable. Tous les efforts ont été faits pour présenter des informations exactes, fiables et à jour ; toutefois, aucune garantie, expresse ou implicite, n'est donnée quant à leur exhaustivité, leur exactitude ou leur adéquation à un usage particulier.

L'auteur et l'éditeur ne fournissent aucun conseil ou service médical, juridique, financier, psychologique ou autre conseil ou service professionnel. Les lecteurs doivent consulter un professionnel agréé avant d'appliquer les stratégies, techniques ou recommandations décrites dans le présent document.

En lisant ce livre, vous acceptez que, en aucun cas, l'auteur ou l'éditeur ne sera tenu responsable de toute perte, blessure ou dommage direct ou indirect résultant de l'utilisation ou de la mauvaise utilisation du contenu, y compris, mais sans s'y limiter, les erreurs, omissions ou inexactitudes.

Toutes les marques, noms de produits et noms d'entreprise mentionnés appartiennent à leurs propriétaires respectifs et sont utilisés uniquement à des fins d'identification.

Les livres d'Eternaverse Publishing peuvent être achetés en gros à des fins commerciales, éducatives ou promotionnelles. Pour plus d'informations, veuillez contacter votre libraire local ou Eternaverse Publishing à SpecialMarkets@eternaversepublishing.com.

Les auteurs d'Eternaverse Publishing sont disponibles pour des conférences. Pour en savoir plus, envoyez un e-mail à SpeakerBureau@eternaversepublishing.com.

*Pour chaque jeune qui a déjà ressenti le
poids du monde sur ses épaules, qui a porté
une douleur qui ne leur appartenait pas, et
qui est prêt à choisir sa propre paix.*

*Ce livre est une lettre d'amour à ta résilience
et un guide vers ton authenticité.*

AIDE À FAIRE PASSER LE MOT !

Si ce livre t'a aidé **à libérer une vieille**
blessure, **à poser une limite saine,** ou
simplement **à trouver un peu plus d'espoir lors d'une journée difficile,**
je te serais vraiment reconnaissant si tu laissais ton ressenti sur Amazon.

Scanne le QR code ci-dessous
pour partager ta réflexion

Tes mots comptent, ton histoire peut aider
quelqu'un d'autre à entamer son chemin de guérison.

Chaque commentaire aide les autres à
découvrir ce travail, et rappelle aux
adolescents et jeunes adultes qu'ils ne sont
pas seuls sur le chemin de la paix.

Ta lumière inspire la guérison.
Ta voix donne de l'espoir.
Continue d'honorer ton parcours,
je te soutiens à chaque étape.

SOMMAIRE

Lettre au lecteur

Aux âmes courageuses qui entreprennent ce voyage,

Merci. Merci d'avoir choisi ce livre et, surtout, de vous être choisis vous-même.

Depuis plus de vingt ans, je travaille comme radiologue diagnostique et interventionnel. Mes journées sont consacrées à regarder des images du corps humain, à observer les détails complexes des os, organes et tissus. J'ai appris à repérer les anomalies, à identifier les problèmes et à guider les interventions pour les résoudre. Je vois la douleur sous sa forme physique chaque jour.

Mais j'ai réalisé que certaines des douleurs les plus profondes ne sont pas visibles sur une radio ou une IRM. C'est la douleur silencieuse et émotionnelle que beaucoup d'entre nous portent, surtout pendant l'adolescence et le début de l'âge adulte. C'est le poids d'une relation toxique, la douleur d'un mot irréfléchi, le fardeau des attentes et la douleur persistante qui nous retiennent.

J'ai écrit ce livre parce que je crois que les compétences que j'ai développées dans ma vie professionnelle, à savoir identifier le problème, comprendre sa source et agir pour guérir, sont tout aussi essentielles pour notre bien-être émotionnel. Ce livre est ma façon de traduire ces années d'expérience en un guide pratique pour vous.

Ce n'est pas seulement un ouvrage théorique, c'est aussi un outil pratique. C'est un ensemble d'exercices pratiques, de réflexions et même de méditations pour vous aider à développer les compétences nécessaires pour naviguer dans cette phase de votre vie. J'espère que vous le verrez comme un espace sûr où vous pourrez apprendre à :

- Comprendre et gérer vos émotions au lieu d'en être submergé
- Construire des limites infranchissables qui protègent votre paix
- Identifier et gérer les relations avec clarté et confiance
- Découvrir le pouvoir de l'amour de soi et du soin de soi comme outils fondamentaux pour une vie heureuse

- Cultiver un état d'esprit de croissance afin que la douleur devienne un enseignant, pas une prison.

Ce parcours ne sera pas toujours facile, mais il en vaudra la peine. Le but n'est pas d'effacer votre passé ou de prétendre que la douleur n'a jamais existé. Il s'agit d'en tirer des leçons, de lâcher prise sur ce qui ne vous sert plus, et de faire de la place à un avenir rempli de joie, de but et de relations saines.

Vous avez le pouvoir de guérir et de vous épanouir. Ce livre n'est qu'un point de départ. Je suis honoré de faire partie de votre parcours vers une vie de liberté émotionnelle.

Je sais à quel point vous êtes courageux de chercher un chemin vers des jours plus légers. Ce n'est pas qu'un livre, c'est un compagnon dans votre cheminement vers la liberté émotionnelle. Chaque exercice, stratégie et mot à l'intérieur a été écrit avec compassion pour ce que vous traversez, et conçu comme une boîte à outils pratique pour démêler les sentiments lourds et les relations qui vous freinent.

Votre paix est la priorité. Allons-y.

Avec gratitude,
Jerome Puryear, MD

Introduction

Je me souviens du jour où j'ai enfin laissé tomber ma peur de l'échec. J'avais l'impression de porter un lourd sac à dos rempli d'années de doutes et d'attentes irréalistes, et j'ai enfin pu le poser. Debout devant le miroir, j'ai pris une profonde inspiration et dit : « Tu es suffisant tel que tu es. » Ce moment n'était pas qu'une affirmation. Il a marqué le début d'un changement, un catalyseur qui a initié un parcours de développement personnel, de force émotionnelle et d'acceptation de soi. Ce livre est le résultat de ce processus, et je suis ravi de le partager avec toi.

Le monde dans lequel nous vivons déborde d'attentes. Les pressions de la famille, des amis, des collègues et de la société créent souvent un sentiment écrasant de qui nous devrions être et de la manière dont nous devons mesurer le succès. De plus, les attentes que nous nous imposons à nous-mêmes amplifient souvent ce poids, rendant difficile le sentiment de paix. As-tu déjà essayé de répondre à ces exigences pour finalement te sentir vidé, frustré ou perdu ? Beaucoup d'entre nous vivent cette lutte, mais il existe une autre voie à suivre. Cela implique d'apprendre à gérer ces pressions et de trouver la force de définir sa vie selon ses propres termes.

Pense à un moment que nous avons tous vécu : en parcourant les réseaux sociaux, tu tombes sur la photo d'une personne qui semble mener une vie parfaite. Il s'agit peut-être d'un ami qui passe des vacances géniales, qui célèbre une promotion ou qui franchit une étape importante que tu n'as pas encore atteinte. Ce sentiment familier de doute refait surface, te murmurant : Pourquoi *pas moi ? Qu'est-ce que je fais de mal ?* Ce livre propose des outils pour t'aider à changer ton état d'esprit dans des moments comme ceux-ci. Au lieu de laisser ces émotions s'installer, tu apprendras à faire des pauses, à réfléchir et à relâcher les comparaisons qui te pèsent.

Les stratégies pratiques sont au cœur de ce livre. Ces outils t'aideront à comprendre et à gérer tes émotions, te libérant de l'emprise du doute et de la peur. Tu découvriras des techniques pour développer la conscience de soi et découvrir les racines plus profondes de tes sentiments et comportements. Cette compréhension est la source d'un changement significatif.

Ce voyage est ouvert à toi. Que tu sois un adolescent apprenant à surmonter les défis de la maturité, un jeune adulte entrant dans de nouvelles phases d'indépendance, un parent qui soutient ses enfants, ou un éducateur cherchant des moyens d'élever les autres, les enseignements ici peuvent faire la différence. Les défis du doute de soi et de la comparaison touchent chaque étape de la vie, mais il en va de même pour les opportunités de croissance et d'auto-compassion.

Les défis émotionnels sont souvent perçus comme profondément personnels, mais ils sont aussi universels. Les expériences de peur, de solitude ou d'inadéquation ne sont pas uniques à une seule personne. Ils font partie de la condition humaine. Ces sentiments ne définissent pas notre valeur mais offrent plutôt des opportunités d'apprentissage et de développement. Ce livre propose des stratégies pratiques, des exemples captivants et des exercices pertinents pour t'aider à transformer les barrières émotionnelles en voies menant à une vie plus riche et plus gratifiante.

L'intelligence émotionnelle est importante pour le développement personnel. En défaisant et en régulant tes émotions, tu peux affronter les défis de la vie avec un but plutôt que de recourir à des réactions impulsives. Une conscience émotionnelle accrue renforce tes relations, affine la prise de décision et enrichit ton sens du but. Plutôt que de rejeter les émotions, tu apprendras à les accueillir, reconnaissant leur rôle dans le développement personnel et relationnel.

La croissance suit rarement un chemin droit. Le processus implique des moments de découverte, des revers et des progrès. Parfois, cela nécessite des actions audacieuses, comme faire des changements importants dans la vie. D'autres fois, les avancées surviennent dans des moments plus calmes, comme choisir de faire une pause lors d'une situation stressante ou faire preuve de gentillesse envers soi-même après une erreur. Ces moments, grands et petits, façonnent le parcours.

Tout au long de ce livre, tu rencontreras des histoires et des exemples d'autres personnes ayant rencontré des difficultés similaires. Chaque parcours met en lumière un chemin unique vers la guérison et la découverte de soi. Il n'existe pas de moyen unique d'atteindre la liberté émotionnelle, et c'est là la beauté de ce processus. Les expériences et perspectives individuelles enrichissent la compréhension de ce que signifie grandir émotionnellement et d'embrasser l'authenticité.

Les stratégies de ce livre ne sont pas des idées abstraites mais des outils pratiques que tu peux appliquer à ta vie quotidienne. Avec des exercices de pleine conscience et des techniques pour gérer le stress, ces outils sont conçus pour te répondre à ton niveau et t'aider à avancer. Chaque chapitre s'appuie sur le précédent, proposant des étapes concrètes pour t'aider à alléger des fardeaux émotionnels, renforcer ta résilience et nourrir un sentiment plus profond de ton estime de toi-même.

Demander de l'aide est une étape essentielle du parcours. Se tourner vers des amis de confiance, de la famille ou des professionnels témoigne à la fois de courage et d'un véritable désir de grandir. Dans un monde qui glorifie souvent l'indépendance, nous oublions parfois à quel point la force réside dans la connexion. Partager tes défis et tes victoires avec les autres renforce les relations et apporte de la richesse à la vie. Le soutien communautaire offre un espace sûr où la guérison et la transformation peuvent réellement se produire.

Ce livre ne consiste pas à promettre une vie sans défis, c'est une invitation à voir ces défis sous un nouveau jour. Les moments difficiles peuvent devenir des occasions de découvrir davantage sur soi-même et de puiser dans ta force intérieure. En explorant les outils et les histoires de ces pages, tu commenceras à découvrir ton chemin unique vers la résilience émotionnelle et l'épanouissement.

Chaque chapitre de ce livre est conçu pour offrir des idées et des exercices qui t'aident à avancer avec confiance, à libérer le doute de soi, à embrasser la vulnérabilité et à t'aligner avec ton vrai moi. L'objectif n'est pas la perfection mais le progrès, construire une vie qui reflète tes valeurs, tes forces et tes aspirations.

Commencer ce parcours demande du courage, car cela implique de se regarder à l'intérieur de soi, d'affronter les peurs et de cultiver la compassion envers soi-même. Pourtant, les récompenses sont marquantes : un sentiment de liberté, des liens plus profonds et un regain d'estime de soi. À chaque leçon et exercice, tu découvriras ta force et ton potentiel, devenant quelqu'un qui affronte les défis avec courage, célèbre ses dons uniques et vit avec un but et de la joie. Ce parcours est une question de découverte de soi, de croissance et de liberté émotionnelle, te fournissant les outils pour créer une vie pleine de sens et de connexion authentique.

CHAPITRE 1

Comprendre les fardeaux émotionnels

Reconnaître nos cicatrices émotionnelles
est la première étape vers la guérison des
blessures invisibles qui nous retiennent

Nous portons tous des fardeaux émotionnels, même si nous ne pouvons pas toujours les voir. Ces poids invisibles, culpabilité, anxiété, conflits non résolus et attentes qui nous sont imposées, peuvent façonner nos vies de manière silencieuse de manière puissante. Ils peuvent nous freiner, nous empêchant d'atteindre notre potentiel ou de trouver la véritable paix. Qu'il s'agisse du doute de soi qui nous empêche de prendre une chance ou de la pression de répondre aux standards des autres qui dicte nos choix, ces fardeaux influencent notre perception de nous-mêmes et notre interaction avec le monde. Reconnaître ce que nous portons est la première étape vers l'abandon et l'avancement.

Dans ce chapitre, nous allons examiner de plus près nos fardeaux émotionnels et explorer des moyens pratiques de commencer à alléger ce fardeau qui impacte nos vies. Certains fardeaux viennent de l'intérieur, comme une autocritique sévère, tandis que d'autres proviennent de sources externes comme les attentes familiales et les pressions sociales. Les deux peuvent nous alourdir d'une manière que nous ne reconnaissons pas forcément, mais les comprendre peut révéler comment elles façonnent nos pensées, nos actions et nos relations. Par la réflexion, la pleine conscience et des conversations honnêtes avec nous-mêmes, nous pouvons découvrir ce qui nous freine et commencer à y remédier. Ce parcours ne consiste pas seulement à identifier nos difficultés, il s'agit de les transformer en opportunités de croissance, de résilience et de force. Ensemble, nous trouverons des moyens de surmonter ces défis et de nous rapprocher de la paix et de l'autonomisation que nous méritons tous.

IDENTIFIER LES FARDEAUX ÉMOTIONNELS

Les fardeaux émotionnels opèrent souvent dans le silence, mais leur impact est important, nous empêchant de réaliser notre plein potentiel. Ces poids invisibles façonnent nos pensées, nos actions et nos interactions, freinant notre croissance personnelle et nous privant de la paix intérieure. La première étape vers la liberté consiste à reconnaître les façons spécifiques dont ces fardeaux influencent nos vies. Ils peuvent apparaître comme du doute de soi, empêchant quelqu'un de saisir les opportunités ou de croire en ses propres capacités. Ils peuvent apparaître comme des frustrations non dites, des relations tendues ou obscurcissant notre sens du but. Comprendre ces émotions signifie les voir clairement et reconnaître leur emprise sur notre état d'esprit et notre vie quotidienne.

Il y a une force dans la compréhension de la différence entre les sources internes et externes des fardeaux émotionnels. Les luttes internes viennent souvent de l'intérieur, comme lorsque tu te reproches de ne pas avoir atteint tes objectifs aussi vite que tu le penses, alors que tu as fait des progrès significatifs. Tu peux t'accrocher à tes erreurs passées, regretter tes décisions et te retrouver piégé dans un cycle de discours intérieur négatif qui sape ta confiance en toi.

En revanche, les pressions externes proviennent de forces extérieures. Tu peux te sentir submergé par les attentes sociales de respecter certains critères de réussite, que ce soit dans ta carrière, ton apparence ou ton mode de vie, même si ces idéaux ne correspondent pas à tes véritables désirs. De même, les attentes familiales peuvent peser lourdement, avec une pression pour suivre une voie professionnelle particulière ou faire certains choix de vie, même lorsqu'ils ne correspondent pas à tes valeurs personnelles. Les fardeaux internes et externes peuvent être étouffants, mais ils nécessitent des approches différentes. Les luttes internes exigent de la compassion envers soi-même et un changement de perspective, tandis que les pressions externes exigent de poser des limites et de s'aligner sur ses propres valeurs.

La clé pour alléger ces fardeaux réside dans la reconnaissance. Affronter les pensées et les émotions qui nous alourdissent n'est pas une tâche facile, mais c'est la première étape essentielle vers la guérison. Une véritable introspection nous permet d'identifier nos fardeaux, d'en comprendre l'origine et d'en reconnaître les effets. Cette prise de conscience est éclairante. Elle transforme le poids émotionnel en une opportunité de changement et de croissance personnelle.

La réflexion est un outil transformateur dans ce parcours. Prendre le temps de s'asseoir avec ses sentiments, à travers un journal ou une contemplation silencieuse, peut révéler des émotions cachées. L'écriture, par exemple, offre un espace sûr pour explorer des pensées récurrentes, révélant des schémas qui montrent la véritable source de tes difficultés. Des questions comme « À quoi m'accroche-je ? » ou « À qui l'approbation compte le plus pour moi ? » peuvent être révélatrices, te guidant vers la clarté et la libération.

Instaurer une pratique régulière de l'introspection approfondit ce processus. Que ce soit quelques instants chaque matin ou un bilan hebdomadaire, consacrer du temps à explorer ce qui semble lourd, et pourquoi, peut être extrêmement libérateur. La réflexion révèle les fardeaux que nous portons et nous aide à imaginer un avenir plus léger et plus libre.

Reconnaître et aborder les fardeaux émotionnels est un acte courageux qui prépare le terrain pour la guérison et la résilience. En nommant nos peurs, nos insécurités et nos pressions, nous leur retirons leur pouvoir. Comme le soulignent des chercheurs comme Kohrt et ses collègues (2020), la guérison commence par l'empathie et la conscience de soi, des compétences qui grandissent en affrontant ce qui nous freine. Comprendre et intégrer nos émotions nous permet de transformer nos fardeaux en tremplins, qu'ils utilisent pour construire force, clarté et paix. Le parcours peut être difficile, mais il en vaut la peine. Affronter chaque fardeau te rapproche de la liberté de grandir, de t'épanouir et d'embrasser pleinement ton moi.

COMMENT LE STRESS MODIFIE PHYSIQUEMENT NOTRE CERVEAU

Le stress n'est pas seulement une expérience mentale ou émotionnelle, il provoque des changements physiques dans le cerveau qui peuvent affecter la mémoire, la prise de décision, la régulation émotionnelle et la fonction cognitive globale. Si le stress à court terme peut être bénéfique en améliorant la concentration et la vigilance, le stress chronique a des effets négatifs durables sur la structure et les fonctions cérébrales. Le principal responsable de ces changements est le cortisol, l'hormone de stress principale du corps. Lorsque le stress se prolonge, une exposition excessive au cortisol peut entraîner un rétrécissement de régions clés du cerveau, des connexions neuronales perturbées et des déséquilibres de la chimie cérébrale.

Rétrécissement du cortex préfrontal : Prendre des décisions plus difficiles et réagir davantage émotionnellement

Le cortex préfrontal est une partie du cerveau qui aide à la prise de décision, au contrôle de soi et à la gestion des émotions. Lorsque le stress est constant, cette partie du cerveau rétrécit, rendant plus difficile la concentration, le contrôle des impulsions et la réflexion logique sur les problèmes. Cela peut entraîner un sentiment de débordement, une réaction émotionnelle à des problèmes mineurs, ou une prise de décisions rapides qui ne sont pas les meilleures. Avec le temps, cela peut affecter les études, les relations et la confiance en toi pour relever des défis (Arnsten et al., 2012).

Amygdale hyperactive : anxiété et peur accrues

L'amygdale est comme le système d'alarme du cerveau, elle détecte les menaces et déclenche des réponses de peur. Lorsque le stress est présent, l'amygdale grossit et devient plus sensible, ce qui te rend plus anxieux, nerveux ou sur les nerfs, même lorsqu'il n'y a pas de réel danger. Cela peut entraîner des inquiétudes constantes, des difficultés à se détendre, voire des crises de panique. Plus le stress persiste, plus il devient difficile de se calmer, ce qui peut affecter le sommeil, la concentration et l'humeur.

Dégâts de l'hippocampe : Problèmes de mémoire et difficultés d'apprentissage

L'hippocampe est le centre de la mémoire du cerveau, t'aidant à te souvenir de faits, d'événements et d'expériences. Le stress chronique affaiblit cette partie du cerveau, rendant plus difficile la mémoire des choses, l'apprentissage de nouvelles informations ou la retenue des détails pour les examens. C'est pourquoi les personnes sous stress se sentent souvent oublieuses ou mentalement déçues. Avec le temps, ces dommages peuvent également augmenter le risque de troubles comme la dépression et le trouble de stress post-traumatique (*5 façons dont le stress peut affecter votre mémoire*, s.d.).

Déséquilibre de la chimie cérébrale : Sautes d'humeur et manque de motivation

Le stress affecte l'équilibre des substances chimiques du cerveau comme la dopamine, la sérotonine et la noradrénaline, qui contrôlent l'humeur, la motivation et les niveaux d'énergie. Lorsque ces substances chimiques sont perturbées, cela peut entraîner un sentiment de déprime, de l'irritabilité ou un manque de motivation à faire des choses que tu aimes habituellement. C'est l'une des raisons pour lesquelles le stress et l'épuisement entraînent souvent des sentiments de désespoir ou d'épuisement émotionnel (Raypole, 2022).

Connexions cérébrales plus faibles : Moins de créativité et de capacité à résoudre des problèmes

Les neurones du cerveau communiquent via des connexions appelées synapses. Le stress à long terme affaiblit ces connexions, rendant plus difficile la collaboration des différentes parties du cerveau. Cela peut entraîner des difficultés à s'adapter à de nouvelles situations, des difficultés à trouver des solutions aux problèmes, et se sentir coincé dans des pensées négatives. Avec le temps, le stress peut te faire te sentir moins flexible dans ta réflexion, limitant ainsi ta créativité et tes compétences en résolution de problèmes (McEwen, 2017).

Inflammation du cerveau : Risque accru de troubles mentaux

Le stress chronique augmente l'inflammation du cerveau, qui a été associée à des troubles mentaux comme l'anxiété, la dépression, voire des maladies cérébrales à long terme. Plus le cerveau reste dans un état de stress, plus il est difficile de réguler ses émotions et de rester mentalement sain (McEwen, 2017).

Sommeil perturbé et système immunitaire affaibli

L'axe hypothalamo-hypophyse-surrénalienne contrôle la façon dont le corps réagit au stress. Lorsqu'il reste hyperactif, le taux de cortisol reste élevé, ce qui rend le sommeil difficile, te laissant constamment fatigué et affaiblissant le système immunitaire. Cela signifie que le stress peut non seulement te rendre mentalement épuisé, mais aussi te rendre physiquement malade plus souvent (*Comment la nature peut améliorer votre humeur*, 2024).

Le stress fait partie de la vie, mais apprendre à le gérer peut prévenir ces effets négatifs sur le cerveau. Faire des pauses, dormir suffisamment, faire de l'exercice et parler à quelqu'un de tes inquiétudes peuvent t'aider à empêcher le stress de prendre le contrôle. Ton cerveau est en constante évolution, et la bonne nouvelle est que de bonnes habitudes peuvent l'aider à guérir et à rester fort.

RECONNAÎTRE L'IMPACT SUR LA SANTÉ MENTALE

Les fardeaux émotionnels, bien que souvent invisibles, peuvent avoir un impact significatif sur notre santé mentale et notre bien-être général, freinant notre croissance personnelle et la paix. Ces fardeaux, qu'ils soient liés au stress, à la culpabilité ou à des conflits non résolus, créent un cycle d'anxiété et de symptômes physiques, tels que la fatigue et l'irritabilité. Si elles ne sont pas traitées, elles peuvent entraîner des problèmes de santé mentale à long terme et des comportements d'adaptation malsains. Cependant, en reconnaissant ces difficultés et en donnant la priorité à l'intelligence émotionnelle, au soutien et au soin de soi, les individus peuvent briser le cycle et encourager la résilience, la clarté et l'amélioration des relations, conduisant ainsi à une vie plus équilibrée et épanouissante.

Une conséquence des fardeaux émotionnels non traités est l'augmentation du stress et de l'anxiété. Bien que le stress soit une réponse naturelle aux exigences de la vie, il devient problématique lorsqu'il persiste avec le temps. Le lien entre les fardeaux émotionnels et le stress est important. Les émotions non résolues peuvent créer un cycle où le stress alimente l'anxiété, et l'anxiété aggrave les sentiments liés à ces fardeaux. Lorsque cela se produit, les individus peuvent ressentir des changements physiologiques, tels qu'une augmentation de la fréquence cardiaque et du taux de cortisol, ce qui peut augmenter le risque de problèmes cardiovasculaires (Peterson, 2023). Le stress à long terme nuit non seulement à la santé physique, mais entraîne également des troubles cognitifs tels que la perte de mémoire et une diminution de la capacité à prendre des décisions. Cette interrelation met en lumière l'importance de reconnaître et de gérer très tôt les fardeaux émotionnels.

Reconnaître les symptômes qui signalent une lutte contre les fardeaux émotionnels est essentiel. Les personnes confrontées à ces difficultés peuvent se retrouver à se replier elles-mêmes, une réaction courante face à des émotions envahissantes. Le retrait peut se manifester par le fait d'éviter des situations sociales, la réduction des interactions avec les amis et la famille, ou l'isolement prolongé.

Un autre symptôme est l'irritabilité, où des désagréments mineurs déclenchent des réactions de disproportion. Les fardeaux émotionnels peuvent entraîner une sensibilité accrue, entraînant des accès fréquents de colère ou de frustration sans cause apparente. La fatigue est également un indicateur important, mais ce n'est pas seulement de la fatigue. La fatigue émotionnelle draine l'énergie et la motivation, rendant intimidantes même les tâches les plus simples. Reconnaître des symptômes comme le sevrage, l'irritabilité et la fatigue facilite l'identification des problèmes émotionnels sous-jacents qui nécessitent une attention.

Les fardeaux émotionnels, laissés sans traitement, peuvent entraîner de graves problèmes de santé mentale à long terme, tels que l'anxiété chronique, la dépression et d'autres troubles de l'humeur. Une exposition prolongée à un stress non résolu augmente la charge allostatique, l'« usure » du corps causée par les fluctuations hormonales (Aquin et al., 2017). Ce stress supplémentaire augmente le risque de développer des troubles de santé physique, ce qui complique à son tour les difficultés de santé mentale. De plus, négliger le bien-être émotionnel peut encourager des comportements inadaptés, tels que la toxicomanie ou de mauvaises habitudes alimentaires, comme échappatoires temporaires. Bien que ces comportements puissent offrir un soulagement temporaire, ils empêchent finalement le développement de mécanismes d'adaptation sains et aggravent la santé mentale au fil du temps (Peterson, 2023).

S'engager de manière proactive avec ses émotions est important pour éviter ces conséquences à long terme. L'intelligence émotionnelle joue un rôle important ici, te permettant de comprendre et de gérer efficacement tes émotions. Encourager un dialogue sur ce que tu ressens, que ce soit par une thérapie professionnelle ou des conversations de soutien avec tes proches, favorise un environnement où tu te sens en sécurité pour t'exprimer. Des techniques comme la pleine conscience et la méditation peuvent t'aider à te connecter à tes émotions, apportant clarté et perspective. Prendre activement en charge les charges émotionnelles t'aide à te doter d'outils pour mieux gérer les facteurs de stress, réduisant ainsi leur impact sur ta santé mentale.

Prioriser la santé mentale est primordial pour atteindre la plénitude émotionnelle et la clarté. La santé mentale doit être considérée avec la même importance que la santé physique, car elles sont étroitement liées. Une stratégie efficace en matière de santé mentale comprend une auto-évaluation régulière pour éviter que des sentiments non résolus ne s'accumulent en toi. Intégrer des pratiques de soin de soi, telles que la pratique de loisirs et le maintien d'une alimentation équilibrée, est essentiel pour promouvoir le bien-être général. Structurer son temps pour la détente et la réflexion peut aider à éviter de se sentir dépassé, et insister sur l'importance du repos et des activités de loisirs favorise un mode de vie équilibré. Se concentrer sur la santé mentale pose une base solide pour renforcer la force émotionnelle, permettant aux individus d'affronter les obstacles de la vie avec plus de confiance.

Prendre soin de la santé émotionnelle conduit à une pensée plus claire et à des relations plus solides. Lorsque nous privilégions la santé mentale, la communication s'améliore, ce qui facilite l'expression de nos besoins et émotions sans éviter ni devenir sur la défensive. Les relations saines reposent sur l'ouverture et la compréhension, soutenues par de bonnes habitudes de santé mentale. Une plus grande clarté mentale améliore également la prise de décision, nous aidant à faire des choix qui correspondent à nos valeurs et objectifs, sans l'influence de problèmes émotionnels non résolus.

LIEN ENTRE LES EXPÉRIENCES PASSÉES ET LA DÉTRESSE ACTUELLE

Les expériences passées, en particulier les traumatismes, laissent des empreintes durables qui façonnent nos fardeaux émotionnels et réactions actuels. Comprendre comment ces événements non résolus nous affectent peut être complexe mais éclairant, car ils influencent notre manière de réagir à de nouvelles situations et relations.

Le traumatisme ébranle fondamentalement notre sentiment de sécurité et de stabilité, formant des voies neuronales plus réactives au stress et aux expériences négatives. Ce changement peut rendre difficile d'être pleinement présent, car des émotions et souvenirs non résolus du passé peuvent influencer les perceptions et interactions actuelles. En conséquence, les individus peuvent se retrouver piégés dans un cycle où leur passé continue de les affecter, entravant sans le savoir leur capacité à embrasser la croissance et le changement (Lee, s.d.).

Prenons Emily, qui a grandi dans un foyer où la négligence émotionnelle et l'incertitude étaient constantes. En entrant dans l'âge adulte, elle luttait contre des sentiments d'insuffisance et avait du mal à nouer des liens significatifs. Ce n'est qu'après avoir commencé à examiner son passé et à reconnaître l'impact que ces premières expériences avaient eu sur son estime de soi qu'elle a entamé son parcours de guérison. Grâce à la thérapie et à des pratiques de développement personnel, Emily a pu transformer le poids de son passé en une source d'autonomisation, montrant résilience et force en embrassant son histoire et en choisissant de guérir.

L'histoire d'Emily reflète la force de la résilience pour surmonter les luttes liées aux blessures du passé. Cela rappelle que, bien que le passé puisse influencer qui nous sommes, il n'a pas à nous définir. Nous avons tous le potentiel de grandir, mais cela demande de l'introspection et la volonté d'affronter des souvenirs douloureux pour avancer.

Une approche pratique pour comprendre l'impact de son passé est de s'immerger dans des pratiques réflexives telles que le journal intime. Tenir un journal sert d'outil de découverte de soi, offrant un espace sûr pour explorer des pensées et des émotions liées à des expériences passées. Écrire les choses permet aux individus d'avoir un aperçu de la manière dont les événements passés ont façonné leur état d'esprit et leurs comportements. L'écriture réfléchie favorise l'honnêteté et la vulnérabilité, aidant à traiter les émotions et à lâcher progressivement l'emprise que les expériences passées peuvent avoir sur soi.

Accepter le pardon est crucial pour lâcher prise sur les griefs passés. Il agit comme un geste marquant qui profite non seulement aux autres mais, plus important encore, à soi-même. Le pardon nous aide à lâcher prise sur le ressentiment et les bagages émotionnels, nous libérant de la négativité. Il s'agit de développer de l'empathie, à la fois envers ceux qui ont pu nous faire du tort et envers nous-mêmes. Renforcer le pardon nécessite du courage et un changement de perspective, en se concentrant sur la guérison personnelle plutôt que sur les griefs passés.

Imagine quelqu'un qui traîne un sac à dos lourd rempli de pierres partout où il va. Chaque étape devient de plus en plus laborieuse, et ce poids finit par peser sur son esprit et son bien-être. Cette métaphore saisit ce que la vie ressent quand on garde rancunes et ressentiments : elle est épuisante et limitante. Le pardon nous permet de décharger ces pierres, allégeant la charge et ouvrant la voie à une vie plus épanouissante.

Les adolescents et les jeunes adultes doivent apprendre le pouvoir du pardon, car cela peut être une expérience qui change la vie. Cela aide à développer l'intelligence émotionnelle, encourager des approches plus saines face aux défis et aux relations. Les parents, tuteurs et éducateurs jouent également un rôle essentiel dans le soutien aux jeunes en encourageant ces pratiques et en créant des environnements propices à la croissance et à la résilience émotionnelles.

Pour initier le processus de pardon, les individus peuvent pratiquer la compassion envers soi-même en reconnaissant leur douleur sans jugement. Cette reconnaissance intérieure ouvre un espace de réflexion empathique, fondamentale pour lâcher prise sur les blessures passées. Il ne s'agit pas d'excuser des actes nuisibles mais de reprendre le contrôle de son paysage émotionnel et de refuser de laisser les événements douloureux du passé dicter le présent ou l'avenir.

Intégrer les pratiques de pleine conscience dans les routines quotidiennes peut compléter les pratiques réflexives. Ces stratégies renforcent la conscience de soi en ancrant les individus dans le moment présent et en réduisant le bruit mental créé par les fardeaux passés. La pleine conscience apprend aux gens à observer leurs émotions sans se laisser emporter, ce qui est particulièrement utile lorsqu'on fait face à des blessures émotionnelles du passé.

Construire des réseaux de soutien est également essentiel pour la guérison. Partager ton parcours avec des amis de confiance, ta famille ou des groupes de soutien crée une base d'encouragement et de force. Se connecter avec ceux qui comprennent vraiment et ont de l'empathie crée un espace sûr où l'on peut exprimer librement ses émotions et commencer le processus de pardon. Le conseil professionnel offre un accompagnement personnalisé, te dotant des outils et des stratégies nécessaires pour naviguer sur le chemin complexe du rétablissement émotionnel avec confiance et résilience.

STRATÉGIES DE RECONNAISSANCE ET D'ACCEPTATION

Comprendre les fardeaux émotionnels

Comprendre et accepter les fardeaux émotionnels est essentiel pour toute personne cherchant à grandir personnellement et à s'apaiser intérieurement. L'une des premières étapes de ce parcours est la reconnaissance, un outil puissant qui ouvre la voie au changement. Reconnaître l'existence de ces fardeaux permet aux individus de les affronter et de les surmonter plutôt que de les laisser sans réponse. La reconnaissance consiste à observer ses sentiments sans jugement, ce qui peut apporter de la clarté et ouvrir la voie à suivre.

Le pouvoir de la reconnaissance

Le pouvoir de la reconnaissance réside dans sa capacité à changer de perspective. Nommer les poids émotionnels que nous portons nous permet d'éliminer l'ambiguïté et la peur qui entourent ces sentiments. C'est la première étape vers un changement émotionnel, car cela permet de comprendre clairement ce qui nécessite de l'attention. Identifier simplement chaque fardeau émotionnel aide à démêler des émotions complexes et offre une base pour une réflexion et une guérison plus profondes.

L'importance de l'acceptation

Une fois que nous reconnaissons nos fardeaux, l'étape suivante importante est l'acceptation, qui nécessite souvent une approche bienveillante et compatissante envers soi-même. Des techniques comme l'auto-compassion et les affirmations sont inestimables ici. L'auto-compassion consiste à se traiter avec la même compréhension et la même gentillesse que nous offririons à un ami. Elle encourage le pardon et la patience dans les moments difficiles, nous aidant à accepter nos imperfections et nos erreurs comme faisant partie de l'expérience humaine.

Le rôle des affirmations

Les affirmations sont des affirmations positives qui nous rappellent notre valeur intrinsèque et notre capacité de croissance. Répéter régulièrement des affirmations telles que « Je suis prête à aimer et à accepter » ou « J'embrasse mes émotions comme faisant partie de mon parcours » aide à reconfigurer les schémas de pensée négatifs. Ces pratiques favorisent un environnement intérieur bienveillant où l'acceptation peut s'épanouir, réduisant la résistance et favorisant le bien-être émotionnel.

Activités introspectives pour la guérison

Les activités calmes dédiées à l'introspection, telles que l'art-thérapie ou les promenades en nature, offrent aux individus un espace sûr pour l'introspection et la guérison émotionnelle. L'art-thérapie, par exemple, permet aux individus d'exprimer des émotions complexes à travers des exutoires créatifs tels que le dessin, la peinture ou la sculpture. Cette forme d'expression non verbale peut aider les gens à se connecter à leur moi intérieur, offrant clarté et soulagement des fardeaux émotionnels. Par exemple, quelqu'un confronté au deuil peut trouver du réconfort à peindre des images abstraites qui représentent son chagrin, et finir par canaliser ses émotions en quelque chose de tangible. Avec le temps, ce processus peut faciliter la guérison en extériorisant des sentiments difficiles à exprimer.

Les bienfaits des promenades en nature

Les promenades en nature constituent également une excellente méthode d'introspection et de clarté émotionnelle. L'environnement paisible d'une forêt, d'un parc ou d'une plage offre un décor apaisant pour une réflexion paisible. Marcher parmi les arbres ou près de l'eau peut encourager la pleine conscience, car le monde naturel invite chacun à être pleinement présent dans l'instant. Par exemple, une personne submergée par le stress peut se promener dans un parc voisin, en se concentrant sur les bruits des oiseaux ou le bruissement des feuilles. En s'immergeant dans la nature, l'acte de marcher combiné à l'influence apaisante de l'environnement peut aider à relâcher la tension et instaurer un sentiment d'équilibre.

Le chemin vers la guérison

Porter des fardeaux émotionnels fait naturellement partie de la vie, mais ces poids ne doivent pas forcément définir qui nous sommes ni limiter ce que nous pouvons accomplir. Reconnaître ce que nous portons, en comprendre la source et le manipuler avec soin ouvre la porte à la guérison. Le processus de lâcher prise permet de récupérer l'énergie, de renforcer les relations et de cultiver la paix intérieure, ouvrant la voie à une vie plus satisfaisante et authentique.

Le rôle de la conscience de soi

La conscience de soi est un partenaire inestimable sur ce chemin, révélant les influences cachées qui façonnent nos actions et nos décisions. Aligner nos choix avec nos véritables valeurs et reconnaître ce qui compte vraiment conduit à un plus grand sentiment de liberté et de but. La réflexion, la pleine conscience et la construction de relations de soutien sont des ressources essentielles pour nous guider sur ce chemin, transformant les fardeaux émotionnels en tremplins pour la croissance et la résilience.

Alors que nous nous préparons à explorer le chapitre 2, « L'art de lâcher prise », nous franchirons un pas fondamental pour nous libérer du poids de notre passé. Adopter cet art nous permet de lâcher prise sur ce qui ne nous sert plus, tout en créant de la place à de nouvelles expériences, perspectives et opportunités. La voie à suivre révélera des pratiques importantes qui nous permettront de renoncer aux croyances limitantes et d'adopter une vie plus gratifiante, nous encourageant à découvrir la beauté et la liberté que l'on trouve dans le lâcher-prise sincère.

POINTS CLÉS

- Des fardeaux émotionnels tels que la culpabilité, l'anxiété et les pressions sociales peuvent profondément affecter notre vie et entraver notre développement personnel.

- Reconnaître et comprendre ces fardeaux est essentiel pour la guérison et l'épanouissement personnel, car ils influencent nos pensées et nos relations.

- Les fardeaux émotionnels peuvent découler de facteurs internes comme l'autocritique ou externes comme les attentes familiales et les pressions sociales, chacun nécessitant une approche différente pour la résolution.

- Des pratiques comme l'introspection, la pleine conscience et le dialogue ouvert sur soi peuvent aider à identifier et gérer ces fardeaux émotionnels, favorisant la croissance et la résilience.

- Le stress chronique peut perturber le fonctionnement cérébral, altérant la mémoire, la prise de décision et la régulation émotionnelle, ce qui aggrave l'impact des charges émotionnelles sur la santé mentale.

- Se concentrer sur le bien-être mental grâce à la conscience de soi, l'intelligence émotionnelle et des relations solides et encourageantes peut améliorer la santé globale et aider à libérer l'emprise des influences passées.

CHAPITRE 2

L'art du lâcher prise

La liberté émotionnelle commence par le courage de libérer de vieilles blessures et d'embrasser la force des nouvelles possibilités

Se libérer des fardeaux du passé est une pratique puissante qui nous permet de lâcher prise sur de vieilles blessures et de nous libérer des habitudes inutiles. C'est un voyage vers la liberté émotionnelle, où se libérer de ses fardeaux ouvre la porte à la guérison et à la croissance. Bien que le concept puisse sembler simple, son impact peut changer la vie. Lâcher prise demande du courage, une action intentionnelle et des moments de profonde réflexion, des étapes essentielles pour retrouver la paix et découvrir la force en nous.

Ce chapitre explore des moyens pratiques et significatifs d'embrasser ce processus. Le journal conscient crée un espace sans jugement pour traiter les émotions, tandis que les techniques de visualisation permettent à l'esprit d'imaginer et d'accepter un changement positif. Se connecter à la nature apporte un ancrage et une sérénité, nous rappelant la beauté de la vie au-delà de nos propres luttes. Des pratiques comme le yoga et d'autres mouvements de pleine conscience aident à libérer à la fois la tension physique et émotionnelle, favorisant un sentiment d'équilibre et de calme intérieur. Ensemble, ces techniques forment une puissante boîte à outils de changement, offrant un chemin vers la résilience, la conscience de soi et une liberté émotionnelle durable. A travers ces pratiques, tu pourras découvrir de nouvelles possibilités de guérison et d'apprendre à embrasser l'art de lâcher prise avec grâce et détermination.

EXERCICES DE PLEINE CONSCIENCE POUR LÂCHER PRISE

Les exercices de pleine conscience sont des outils efficaces pour t'aider à relâcher les fardeaux émotionnels et à renforcer ta connexion avec toi-même. Cette section explore des techniques qui favorisent la guérison émotionnelle et la découverte de soi, notamment le journal de pleine conscience, la visualisation, l'immersion dans la nature et le mouvement de pleine conscience. Chaque méthode t'encourage à embrasser tes sentiments, à réfléchir à tes expériences et à cultiver la paix intérieure.

Journalisation consciente

Cette pratique favorise la liberté émotionnelle en t'aidant à libérer la douleur passée. Elle peut t'offrir un espace privé pour la réflexion, permettant une conscience de soi plus profonde et une clarté émotionnelle.

COMMENT S'ENTRAÎNER

1. Réserve du temps de calme pour écrire, sans distractions
2. Commence par te concentrer sur ta respiration pour te recentrer
3. Écris librement sur tes pensées, sentiments et expériences sans jugement
4. Réfléchis à tout schéma ou émotion qui surgit au cours du processus
5. Permets-toi d'exprimer même les sentiments les plus bruts et non exprimés sur le papier
6. Termine en relisant ton texte et en prenant note des idées que tu as pu en tirer.

Le journal de pleine conscience agit comme un outil pour ta libération émotionnelle et ta découverte de soi. Établir un espace d'introspection te permet d'analyser tes pensées et tes sentiments de manière objective, ce qui conduit à une meilleure conscience de soi et à une meilleure compréhension de soi.

Quelles sensations physiques est-ce que je ressens quand je suis stressé ou dépassé ?

____

____

____

____

Quand je pense à ma santé mentale actuelle, quels sentiments surgissent en premier ? Par exemple :

- Je me sens dépassé
- Je me sens anxieux pour l'avenir
- Je ressens un sentiment de vide

- Je me sens frustré contre moi-même
- Je me sens triste et seul
- Je me sens désespéré
- Je me sens obligé de rester positif

____

____

____

Quelles petites étapes puis-je entreprendre aujourd'hui pour soulager mon stress et prendre soin de mon bien-être mental ?

____

____

____

____

____

____

____

Techniques de visualisation

Les techniques de visualisation sont un autre outil pour encourager la libération émotionnelle et la guérison. Ces méthodes consistent à créer des images mentales qui correspondent à tes résultats ou sentiments souhaités. Visualiser un lieu serein ou un scénario réconfortant te permet de t'éloigner mentalement des sources de stress et de trouver ta paix intérieure. Cette pratique agit comme une répétition pour ton changement positif, aidant ton esprit à se concentrer sur les possibilités plutôt que sur les limites.

COMMENT S'ENTRAÎNER

1. Imagine-toi dans une situation où tu as gardé de la colère ou du ressentiment envers quelqu'un
2. Ferme les yeux et prends plusieurs respirations profondes et apaisantes
3. Imagine la colère comme un nuage sombre et lourd entourant ta poitrine, son poids pesant sur toi
4. Visualise-toi en train de relâcher lentement le nuage
5. Regarde le nuage se dissoudre en expirant, sentant la tension dans ton corps s'apaiser à chaque respiration
6. Alors que le nuage disparaît, imagine une lumière chaude et apaisante emplissant l'espace où la colère était autrefois
7. Laisse cette lumière apporter paix et clarté
8. Envisage de combiner cet exercice mental avec une respiration profonde ou une méditation pour renforcer un sentiment de calme et de contrôle

Sortir dans la nature

L'immersion dans la nature est une pratique puissante de pleine conscience qui favorise le lâcher-prise et un sentiment de connexion et de tranquillité. S'engager dans les environnements naturels, comme marcher pieds nus sur l'herbe, écouter les oiseaux ou sentir la brise, t'ancre dans l'instant présent et améliore ton bien-être global.

COMMENT S'ENTRAÎNER

1. Fais une promenade dans un parc, une forêt ou sur une plage
2. Sens la terre sous tes pieds, écoute les sons de la nature et observe ton environnement
3. Lâche prise sur les distractions et plonge-toi dans la tranquillité du monde naturel
4. Respire profondément et remarque comment la nature t'aide à t'ancrer dans l'instant présent

S'engager avec la nature encourage également une perspective plus large. Être parmi les arbres ou près de l'eau peut rappeler l'immensité de la vie, réduisant ainsi l'importance perçue des griefs personnels. Selon Susan Albers, psychologue à la Cleveland Clinic, passer 15 minutes dehors par jour peut faire baisser le taux de cortisol et améliorer ton humeur globale (*How the Outdoors Can Improve Your Mood*, 2024).

Mouvement de pleine conscience

Intégrer des mouvements de pleine conscience comme le yoga dans ta routine quotidienne peut grandement faciliter la libération émotionnelle. Le yoga entremêle les postures physiques avec la conscience de la respiration, favorisant un état de présence pendant ta pratique. À mesure que tu relâches la tension grâce à des étirements et des renforcements ciblés, tes fardeaux émotionnels commencent à s'estomper. De nombreuses pratiques de yoga existent pour soulager efficacement le stress et la tension, que tu découvriras plus en détail au chapitre 7.

Les bienfaits du mouvement de pleine conscience vont au-delà du domaine physique. Pratiquer régulièrement le yoga peut t'aider à développer ta résilience face au stress et à renforcer ta conscience de toi-même. Il t'apprend à accepter les capacités et les limites de ton corps, favorisant la compassion envers soi et la patience. Se concentrer sur la respiration et la sensation t'aide à te connecter à ton corps, ce qui facilite la reconnaissance et la gestion des tensions émotionnelles stockées.

Chacune de ces techniques de pleine conscience présente des bénéfices distincts, et en intégrer une ou toutes dans ta vie quotidienne peut conduire à une guérison émotionnelle. En intégrant ces pratiques dans ton quotidien, tu peux établir une stratégie globale pour le bien-être émotionnel, favorisant une plus grande conscience de soi et une plus grande clarté.

STRATÉGIES COGNITIVO-COMPORTEMENTALES

Dans le chemin vers la liberté émotionnelle, reconnaître et changer les schémas de pensée non productifs est une étape cruciale. Comprendre comment notre esprit peut nous piéger dans des cycles de négativité nous permet de nous en libérer. Cette section explore des techniques cognitivo-comportementales conçues pour remettre en question et changer ces pensées improductives, ouvrant la porte à un état d'esprit plus positif.

Reconnaître les pensées négatives est une étape clé vers un changement significatif. Ces pensées se déguisent souvent en vérités, façonnant silencieusement notre vision de nous-mêmes et du monde. Prêter une attention particulière à ton dialogue intérieur t'aide à identifier et comprendre les déclencheurs derrière un discours intérieur nuisible. Par exemple, si tu penses souvent *que je ne suis pas assez bon*, apprendre à reconnaître ce modèle est essentiel. Écrire ces pensées dans un journal peut être extrêmement utile. Cela sensibilise et permet de repérer les thèmes récurrents au fil du temps. Reconnaître tes pensées de manière impartiale leur permet de circuler librement sans exercer de contrôle sur toi, créant ainsi une base pour un état d'esprit plus positif.

Une fois les pensées négatives identifiées, la restructuration cognitive devient un outil efficace pour les reformuler. Cette technique consiste à évaluer de manière critique et à modifier les schémas de pensée déformés afin d'assurer une perspective plus saine. Réfléchisses à cette idée : *j'échoue toujours*. La restructuration cognitive encourage à décomposer ces absolus en explorant des preuves qui les contredisent. As-tu réussi les tâches récentes ? Y a-t-il eu des moments où tu as surmonté des défis ? Se concentrer consciemment sur les aspects positifs aide à diminuer le pouvoir écrasant de la négativité. Des exercices tels que les relevés de pensées, où des situations, des émotions, des pensées automatiques et des réponses rationnelles sont consignées, fournissent une preuve tangible de progrès. Avec le temps, adopter une vision équilibrée aide à diminuer l'influence de l'anxiété et de la dépression, favorisant des changements d'état d'esprit à long terme.

L'activation comportementale complète les efforts cognitifs en encourageant à s'engager dans des activités épanouissantes qui améliorent l'humeur et la routine. Parfois, la négativité naît à la fois de la pensée et d'un manque d'action ou d'une déconnexion. S'engager dans des activités connues pour apporter joie ou satisfaction, que ce soit en faisant une promenade, une peinture ou en passant du temps avec des amis, aide à perturber les spéculations négatives. Cette approche repose sur l'action plutôt que sur l'introspection, favorisant une rupture avec des schémas malsains par une participation active à la vie. Des recherches de Craft et Perna (2004) soulignent que l'activité physique aide à soulager les sentiments dépressifs. Planifier régulièrement des moments pour des loisirs et centres d'intérêt aide à construire une routine plus joyeuse et prévisible, ce qui est fondamental pour maintenir ton bien-être mental.

Poser des limites joue un rôle important dans la préservation du bien-être personnel et l'encouragement de l'autonomisation. Apprendre quand et comment dire non est un acte de respect de soi et de protection contre le stress et les obligations indésirables. Les limites créent une ligne claire entre les besoins et les exigences externes, réduisant ainsi le risque d'épuisement et de ressentiment. Lorsqu'un jeune adulte décide de privilégier ses études au détriment des événements sociaux, affirmer cette limite renforce son engagement envers la croissance personnelle. L'épanouissement personnel vient du respect de soi, ce qui favorise à son tour des liens plus sains avec les autres.

Pour illustrer, imagine un adolescent submergé par la pression des pairs pour se conformer à certaines pressions à l'école. Identifier le déclencheur, la peur de passer à côté, et poser consciemment une limite autour de cela permet aux individus de reprendre le contrôle de leurs décisions. Explorons un peu plus cela dans la prochaine section.

Limites pour combattre les pressions courantes des camarades au lycée

Le lycée est souvent une période où les adolescents ressentent une immense pression pour se conformer aux attentes de leurs pairs. Poser des limites claires peut aider à combattre ces pressions et à renforcer la confiance en soi, l'authenticité et la résilience. Voici quelques pressions des pairs et les limites qui peuvent aider les adolescents à les gérer efficacement.

TENDANCES À LA MODE

Les adolescents ressentent souvent le besoin de suivre les dernières tendances de la mode ou de porter des marques spécifiques pour s'intégrer aux groupes populaires. Bien qu'il soit naturel de vouloir appartenir, cette pression peut conduire à trop dépenser ou à compromettre son style personnel.

- **Limite :** « Je porterai des vêtements qui me mettent à l'aise et en confiance, peu importe les tendances. »
- **Action :** adopte ton individualité en développant un style personnel et en résistant à l'envie de suivre chaque tendance.

IMAGE SUR LES RÉSEAUX SOCIAUX

Maintenir une présence soigneusement choisie sur les réseaux sociaux peut créer un besoin constant de validation et d'approbation. Les adolescents peuvent se sentir obligés de publier fréquemment, de participer aux tendances ou de présenter une vie parfaite.

- **Limite :** « Je ne publierai pas ni ne m'engagerai pas sur les réseaux sociaux juste pour obtenir l'approbation des autres. »
- **Action :** limite le temps d'écran et concentre-toi sur le partage de contenus qui correspondent à tes valeurs plutôt que de courir après les likes ou les tendances.

PARTICIPATION À DES FÊTES

Beaucoup d'adolescents se sentent obligés d'assister à des soirées, même s'ils sont mal à l'aise ou désintéressés, simplement pour éviter d'être qualifiés de « pas cool ». Cela peut entraîner des compromis dans les valeurs personnelles ou adopter des comportements à risque.

- **Limite :** « Je n'assisterai qu'aux événements sociaux auxquels je veux vraiment participer et où je me sens en sécurité. »
- **Action :** refuse poliment les invitations qui ne correspondent

pas à ton niveau de confort, et suggère d'autres moyens de te connecter avec tes amis.

RELATIONS AMOUREUSES

La pression d'avoir un petit ami ou une petite amie peut être intense, car elle est souvent perçue comme un symbole de statut parmi les pairs. Les adolescents peuvent se sentir précipités dans des relations pour lesquelles ils ne sont pas prêts ou qui ne les intéressent pas vraiment.

- **Limite :** « Je ne me sentirai pas obligé d'être en couple juste parce que les autres s'y attendent. »
- **Action :** concentre-toi sur la construction d'amitiés significatives et le développement de la confiance en soi avant de poursuivre une relation amoureuse.

CONSOMMATION DE SUBSTANCES

Expérimenter avec l'alcool, le tabagisme ou la drogue est une pression courante que subissent les adolescents au lycée. Les adolescents peuvent se sentir obligés de participer pour éviter d'être jugés ou exclus.

- **Limite :** « Je n'utiliserai pas de substances comme l'alcool, le tabagisme ou les drogues, même si d'autres le font. »
- **Action :** entraîne-toi à dire « non » fermement et avec assurance, et élabore un plan de sortie pour les situations où la pression survient.

NORMES SUR L'IMAGE CORPORELLE

Des standards de beauté irréalistes et des attentes de fitness basées sur les pairs peuvent conduire à des comparaisons nuisibles et à des habitudes malsaines. Les adolescents ressentent souvent le besoin d'avoir une certaine apparence pour s'intégrer.

- **Limite :** « Je ne comparerai pas mon corps à celui des autres ni n'adopterai de mauvaises habitudes pour atteindre des standards irréalistes. »

- **Action :** privilégie la santé et l'acceptation de soi, et entoure-toi de personnes bienveillantes qui t'apprécient pour ce que tu es.

PARTICIPATION EXTRASCOLAIRE

Les adolescents peuvent se sentir obligés de rejoindre certains clubs ou équipes sportives pour un statut social, même s'ils n'ont pas un véritable intérêt pour les activités elles-mêmes.

- **Limite :** « Je ne participerai qu'aux activités qui m'intéressent vraiment et qui correspondent à mes objectifs. »
- **Action :** explore des loisirs et des activités extrascolaires qui apportent joie et épanouissement, quelle que soit leur popularité.

LOYAUTÉ AU GROUPE D'AMIS

Les amitiés toxiques peuvent piéger les adolescents dans des relations malsaines par peur de l'isolement social. Cela peut freiner la croissance personnelle et l'estime de soi.

- **Limite :** « Je prendrai mes distances avec les amitiés toxiques et investirai dans des relations qui m'élèvent. »
- **Action :** choisis des amis qui respectent tes limites et encouragent ton authenticité.

PRÉFÉRENCES MUSICALES ET CULTURE POP

Les adolescents se sentent souvent obligés d'aimer certaines musiques, émissions ou influenceurs pour s'intégrer à leur groupe de pairs. Cela peut supprimer leurs véritables préférences et leur individualité.

- **Limite :** « J'apprécierai la musique et les spectacles que j'aime, même s'ils ne sont pas populaires auprès de mes pairs. »

- **Action :** partage tes centres d'intérêt avec confiance et cherche d'autres personnes partageant des goûts similaires.

COMPORTEMENT EN CLASSE

La pression des pairs en classe peut conduire à adopter des comportements perturbateurs ou désengagés afin d'éviter d'être perçu comme le « chouchou des professeurs » ou un « ringard ».

- **Limite :** « Je resterai fidèle à mes objectifs d'apprentissage et éviterai d'imiter des comportements qui perturbent mon éducation. »
- **Action :** concentre-toi sur ta réussite scolaire et crée des liens avec des pairs partageant ton engagement envers l'apprentissage.

Établir des limites dans des domaines clés permet aux adolescents de résister aux pressions sociales et de favoriser des relations plus saines, renforçant ainsi leur confiance en eux et leur bien-être général. Ces limites leur permettent de prendre des décisions qui reflètent leurs principes, cultivant ainsi un sentiment d'identité plus solide.

CRÉER DES RITUELS POUR LA LIBÉRATION

Les rituels personnels ont une façon de nous aider à guérir, offrant des outils puissants pour lâcher prise sur la douleur émotionnelle et les anciens schémas qui ne nous servent plus. Ils apportent un sentiment de stabilité et de but lorsque la vie semble trop lourde. Bien plus que de simples routines, ces rituels deviennent des actes personnels et significatifs d'intention, nous aidant à avancer avec pleine conscience et un regain de paix.

Un rituel important est celui du pardon, une pratique qui favorise la guérison des blessures passées. Le pardon ne signifie pas seulement oublier ou rejeter les griefs, mais plutôt les confronter avec la compassion nécessaire pour libérer leur emprise sur nous. Cet acte peut être vu comme un geste libérateur, où nous choisissons de ne plus être liés par les chaînes du ressentiment et de la douleur. Créer un rituel personnel de pardon ouvre la porte à la liberté émotionnelle, permettant à la douleur de la vie d'évoluer en leçons de force et de résilience.

Envisage d'élaborer un rituel de pardon simple mais efficace : écris des lettres dans lesquelles tu exprimes sans retenue tes sentiments à ceux qui t'ont fait du tort. Cependant, ces lettres ne sont pas destinées à être envoyées. Au lieu de cela, elles sont destinées à une libération symbolique par la combustion. Alors que le papier se transforme en cendres, imagine la colère et la douleur qui s'estompent avec la fumée, laissant derrière elles un cœur plus léger. Cette pratique aide à exprimer les émotions de manière puissante, offrant une forme de clôture et ouvrant la voie à de nouveaux départs (Elise, 2019).

Les cérémonies de guérison jouent également un rôle essentiel dans le marquage des transitions significatives, symbolisant le passage des habitudes familières à des engagements renouvelés. Ces cérémonies peuvent être adaptées aux contextes individuels ou de groupe, favorisant un sentiment partagé de but et de responsabilité. À travers des activités comme allumer des bougies, chanter des affirmations ou créer un tableau de vision, les participants renforcent leur engagement au changement. Ces cérémonies soulignent l'importance d'honorer chaque étape vers la croissance personnelle, renforçant notre détermination à abandonner ce qui ne nous sert plus.

Les actes symboliques, comme la brûlure de lettres, vont au-delà des mots écrits. Ils englobent toute action tangible qui représente la libération de fardeaux. Planter une graine est un autre acte symbolique puissant, une métaphore pour transformer le chagrin ou la perte en espoir et en renouveau. En plantant la graine, imagine tes souvenirs douloureux transformés en terre nourricière qui apporte une nouvelle vie. Avec le temps, ce petit geste s'épanouit en un rappel que le changement est possible, nourrissant à la fois le cœur et l'âme. De tels gestes symboliques créent des espaces sûrs pour l'exploration émotionnelle, favorisant le courage et l'introspection.

Les rituels de gratitude se distinguent également comme des pratiques essentielles qui redirigent l'attention vers l'appréciation et la positivité. Dans les moments de détresse, il est facile de perdre de vue ce qui reste bon et épanouissant. Les rituels de gratitude contrebalancent cette tendance en encourageant un changement de perspective. Commence un journal quotidien de gratitude où tu notes des choses, grandes ou petites, qui apportent joie et encouragement. Cette simple habitude favorise un environnement de positivité, qui favorise à son tour le bien-être émotionnel et la résilience au fil du temps (Walsh, 2015).

Voici trois suggestions de journal de gratitude pour t'aider à démarrer :

Quelle est la seule chose pour laquelle je suis reconnaissant aujourd'hui, et pourquoi cela m'importe-t-il ?

Par qui je me sens actuellement soutenu, et de quelles manières spécifiques puis-je exprimer ma gratitude envers cette/ces personne(s) ?

____

____

____

____

____

____

____

____

____

____

____

Qu'est-ce qui me rend reconnaissant envers moi-même, que ce soit une force, un talent ou une qualité ?

La science derrière ces rituels met en lumière leur impact sur le fonctionnement de notre cerveau. Notre cerveau, naturellement orienté vers la familiarité, résiste souvent au changement par peur de l'inconnu (Elise, 2019). S'engager dans des rituels intentionnels entraîne notre esprit à associer ces changements à la sécurité et au confort, rendant la transition plus fluide. Cette intentionnalité nous permet de nous libérer des contraintes habituelles, ouvrant la voie vers des comportements et des mentalités plus sains. Les rituels ancrent nos intentions, dirigeant la concentration et l'énergie vers des objectifs constructifs.

Par exemple, les adolescents et jeunes adultes confrontés à des difficultés émotionnelles peuvent trouver du réconfort dans des rituels personnalisés qui résonnent avec leurs difficultés. Qu'il s'agisse de créer des tableaux de vision représentant des aspirations futures ou d'organiser des cérémonies communautaires avec des amis, pratiquer ces exercices simples illustre le passage d'une expérience passive à une participation active dans son parcours de guérison. L'autonomie et la créativité impliquées dans la conception de rituels personnels encouragent l'autonomisation, ce qui est crucial pour développer la conscience de soi et l'intelligence émotionnelle.

Les rituels personnels sont des pratiques puissantes qui facilitent la guérison, favorisent la croissance et établissent la stabilité face aux difficultés de la vie. Participer à des actes de pardon, montrer de la reconnaissance ou entreprendre des gestes significatifs nous aide à alléger nos fardeaux émotionnels, à renforcer notre résilience et à obtenir des éclairages plus clairs.

CONSTRUIRE UN SYSTÈME DE SOUTIEN

La croissance personnelle et la guérison émotionnelle peuvent sembler accablantes, surtout pour les adolescents et jeunes adultes confrontés à des difficultés émotionnelles. Mais avoir une communauté solidaire autour de soi peut tout changer. Qu'il s'agisse d'amis, de famille ou de mentors, les relations positives offrent stabilité et assurance, te rappelant que tu n'es pas seul dans ton parcours. Ces liens aident à renforcer l'estime de soi et une meilleure vision de la vie. La communication ouverte est essentielle : elle crée un espace où tu peux être vulnérable sans crainte d'être jugé, renforçant ainsi ta résilience émotionnelle. Les groupes de soutien offrent aussi un sentiment d'appartenance, où le partage d'expériences aide à atténuer le sentiment d'isolement et favorise la guérison. Et pour les défis plus profonds, le conseil professionnel peut fournir les outils et les conseils nécessaires pour surmonter des émotions difficiles et développer des stratégies d'adaptation plus saines. Avec le bon soutien, la croissance et la guérison sont toujours possibles.

Identifier les figures de soutien

L'une des étapes les plus importantes de la guérison émotionnelle est de reconnaître les personnes qui te soutiennent dans ta vie. Amis, famille et mentors peuvent contribuer de manière significative à la promotion du bien-être émotionnel et du développement personnel. Ces figures servent d'ancres en période difficile, offrant stabilité et aidant à renforcer l'estime de soi. Leur encouragement te rappelle que tu n'es pas seul, ce qui facilite l'affrontement des défis avec une attitude positive.

Le pouvoir de la communication ouverte

La communication ouverte aide à créer un espace sûr pour l'expression émotionnelle. Dans les relations fondées sur la confiance, les individus peuvent partager librement leurs pensées et sentiments sans crainte d'être jugés. Cette ouverture garantit une incompréhension mutuelle, ce qui renforce les liens et renforce la résilience émotionnelle. Verbaliser tes émotions aide aussi à les gérer, ce qui conduit à une clarté émotionnelle et à un soulagement. Discuter franchement des obstacles peut grandement faciliter la récupération émotionnelle.

Le rôle des groupes de soutien

Les groupes de soutien offrent une plateforme précieuse pour partager des expériences et une compréhension mutuelle. Ces groupes rassemblent des personnes qui traversent des difficultés similaires, créant un sentiment d'appartenance et aidant les individus à réaliser qu'ils ne sont pas seuls. Comme l'a souligné l'équipe de la Mayo Clinic (2025), les groupes de soutien favorisent la camaraderie, permettant aux participants de partager des stratégies d'adaptation et des réflexions personnelles, ce qui peut éclairer des chemins vers la guérison. Cet environnement collectif donne aux individus de nouvelles perspectives et encourage la croissance émotionnelle.

Recherche d'aide professionnelle

Lorsque tu es confronté à des problèmes personnels plus profonds, une thérapie ou un accompagnement professionnel peut t'offrir des conseils précieux pour gérer tes émotions difficiles. Les thérapeutes sont formés pour aider les individus à explorer les défis sous-jacents et fournir des outils et des techniques pour traiter les émotions et développer des stratégies d'adaptation plus saines. Le soutien est vital lorsqu'on aborde des schémas de pensée et de comportements enracinés. La thérapie établit un cadre sûr pour l'introspection, favorisant un développement personnel significatif et une guérison émotionnelle.

La croissance personnelle et la guérison émotionnelle prospèrent grâce au soutien collectif. Créer une communauté de personnes bienveillantes, encourager des conversations ouvertes, participer à des groupes de soutien et rechercher des conseils professionnels sont essentiels pour construire une base solide de bien-être émotionnel. Ces ressources apportent assurance et force, te permettant de gérer tes sentiments, de développer ta résilience et d'adopter des stratégies d'adaptation plus saines. Avec le bon soutien, la guérison devient possible, et la croissance personnelle se transforme en un parcours continu et enrichissant.

Lâcher prise est une pratique puissante qui nous permet de libérer l'emprise de la douleur passée et de laisser aller des schémas qui ne soutiennent plus notre croissance. C'est un chemin vers la liberté émotionnelle, où se libérer de ses fardeaux ouvre la voie à la guérison et au progrès. Bien que le concept semble simple, son effet peut être significatif. Lâcher prise demande du courage, une action intentionnelle et une profonde réflexion, des étapes clés pour retrouver la paix et découvrir la force intérieure. En passant au chapitre suivant, nous explorerons la construction de la résilience émotion-nelle, un élément vital du processus de guérison. Relâcher les fardeaux passés ouvre la voie au développement de la force émotionnelle nécessaire pour affronter les défis avec assurance et assurance. Nous explorerons comment cultiver la résilience nous permet de nous adapter, de récupérer et de sortir plus forts des défis inévitables de la vie. Grâce aux pratiques décrites dans ce chapitre, nous apprendrons comment cultiver notre esprit et devenir des personnes résilientes.

POINTS CLÉS

- Lâcher prise sur les fardeaux du passé favorise la liberté émotionnelle, permettant aux individus de guérir et de grandir en libérant de vieilles blessures et de comportements inutiles.

- Des pratiques comme le journal intime, la visualisation, passer du temps dans la nature et le mouvement conscient soutiennent la guérison émotionnelle et la découverte de soi.

- Tenir un journal de manière consciente favorise la clarté et la conscience de soi, tandis que les techniques de visualisation aident à lâcher mentalement prise sur les émotions négatives.

- S'engager avec la nature améliore le bien-être en offrant tranquillité et ancrage, ce qui peut réduire le stress et offrir une perspective précieuse.

- Les techniques cognitivo-comportementales permettent aux individus de remettre en question les schémas de pensée inutiles et de renforcer la résilience grâce à la reconnaissance et au recadrage.

- Construire une communauté solidaire grâce à une communication ouverte, des groupes de soutien et un accompagnement professionnel est essentiel pour la croissance personnelle et la guérison émotionnelle.

CHAPITRE 3

Renforcer la résilience émotionnelle

La résilience ne consiste pas seulement à endurer des défis ; il s'agit de grandir à travers l'adversité et d'en sortir plus fort qu'avant

Développer sa résilience émotionnelle est essentiel pour les individus qui font face aux divers défis qui surviennent à différentes étapes de la vie. La revitalisation émotionnelle est la capacité à faire face à l'adversité, à se remettre des revers et à avancer avec force. Considère cela comme une boîte à outils émotionnelle qui aide à gérer le stress, à rebondir après les difficultés et à maintenir ton bien-être mental à travers les moments imprévisibles de la vie. Dans le monde effréné d'aujourd'hui, développer cette résilience est plus essentiel que jamais. Elle permet non seulement aux individus de surmonter les moments difficiles, mais aussi de grandir et de s'épanouir grâce à eux.

COMPRENDRE LA RÉSILIENCE ET SES AVANTAGES

La résilience est essentielle pour relever les défis de la vie. Elle est souvent définie comme la capacité à s'adapter face à l'adversité, au traumatisme ou au stress (Hurley, 2024). La résilience, c'est bien plus que rebondir ; il s'agit d'utiliser les enseignements acquis lors de ces expériences pour avancer avec plus de force et de compréhension. Reconnaître comment la résilience contribue à la croissance personnelle et à la stabilité émotionnelle nous aide à nous concentrer sur le développement des traits qui nous permettent de mieux gérer les difficultés de la vie.

Les avantages de la résilience

Les bienfaits de la résilience vont au-delà de la simple survie à des temps difficiles. Les personnes qui cultivent la résilience ont tendance à présenter une meilleure régulation émotionnelle, ce qui leur permet de gérer le stress plus efficacement. La régulation émotionnelle permet aux individus de traiter leurs émotions de manière saine, au lieu d'en être submergées. Cela leur permet de renforcer leurs liens avec leurs pairs, mentors et famille grâce à une communication plus claire et plus empreinte de compassion.

Des compétences d'adaptation améliorées sont un autre avantage de la résilience. Ces compétences fournissent aux individus les outils pour affronter de nouveaux défis de front. Les personnes résilientes relèvent les défis de front en employant des techniques efficaces de résolution de problèmes et en sollicitant du soutien lorsque cela est nécessaire. Cette approche proactive les encourage à considérer les défis non pas comme des problèmes insurmontables, mais comme des opportunités d'apprentissage et de croissance.

Les exemples concrets illustrent de manière vivante l'impact profond que la résilience peut avoir sur nos vies. Imagine l'expérience de quelqu'un qui perd son emploi de façon inattendue. Au début, le choc peut sembler écrasant. La situation immédiate apporte non seulement un stress financier mais aussi du doute de soi, poussant à remettre en question ses capacités et sa valeur. Pour beaucoup, les premières semaines peuvent être remplies de sentiments complexes : peur, anxiété et frustration. Cela peut sembler être la fin de la route, et l'avenir paraît trouble et obscur.

Cependant, pour certains, cette expérience difficile marque le début d'un nouveau chapitre. Au lieu de voir la perte d'emploi comme un revers irréversible, ils commencent à se remettre en question et à se demander : *Qu'est-ce que j'attends vraiment de ma carrière ? Quelles passions ai-je négligées ou ignorées ?* Grâce à l'introspection, au soutien des autres et à leur résilience intérieure, ils commencent à voir la situation non pas comme un obstacle, mais comme une occasion d'explorer de nouvelles possibilités. Certains peuvent retourner à l'école, acquérir de nouvelles compétences ou poursuivre une passion qu'ils avaient mise de côté pendant des années. D'autres peuvent créer leur propre entreprise ou se tourner vers des carrières qui correspondent davantage à leurs valeurs et intérêts personnels.

Bien que le chemin ne soit pas facile, beaucoup trouvent que ce moment difficile les conduit vers une vie plus épanouissante et authentique, ravivant un sentiment de but qu'ils avaient depuis longtemps oublié. Le chemin de la redécouverte devient un témoignage puissant de résilience, la capacité à embrasser le changement, à apprendre de l'adversité et à trouver un nouveau sens face aux défis de la vie.

D'autres cas incluent le fait de surmonter des traumatismes personnels tels que le divorce ou le décès d'un être cher. Dans ces situations, la résilience se manifeste par la capacité à faire son deuil de manière appropriée tout en cherchant activement des systèmes de soutien incluant des amis, de la famille et des professionnels de la santé mentale. Le processus de deuil n'est pas linéaire. Il peut impliquer un tourbillon d'émotions, allant d'une profonde tristesse à des moments de colère et de confusion. Les personnes résilientes se permettent de ressentir ces émotions sans jugement, reconnaissant que chaque étape est une étape importante du parcours de guérison.

Au fil de leur progression dans ce terrain difficile, la résilience permet aux individus de réfléchir à leurs expériences, menant à des réflexions personnelles significatives. Avec le temps, ils commencent à intégrer ces expériences dans leur vie, détournant la douleur brute en moments d'introspection et de crois-sance émotionnelle. La résilience devient ainsi un outil fondamental dans la vie, permettant aux individus de supporter leurs traumatismes et d'en ressortir plus forts et plus empathiques envers ceux confrontés à des défis similaires.

Cependant, renforcer la résilience est souvent entravé par des obstacles communs, tels que la peur de l'échec. Cette peur peut constituer un obstacle important, empêchant les individus de prendre les risques nécessaires et de sortir de leur zone de confort. Reconnaître et affronter cette peur peut créer des voies vers la résilience. Reconnaître que l'échec fait naturellement partie de la vie et qu'il peut être un catalyseur de croissance aide les individus à mieux accepter les revers comme des étapes temporaires sur le chemin qui mène à la réalisation de leurs objectifs.

Des conseils pour surmonter ces obstacles peuvent être inestimables. Par exemple, développer un état d'esprit de croissance, la conviction que les capacités peuvent s'améliorer avec le temps, peut considérablement renforcer la résilience (Hurley, 2024). Considérer les échecs comme des opportunités de croissance plutôt que comme des signes d'inadéquation crée un environnement dans lequel les individus se sentent en sécurité pour expérimenter et innover, ce qui favorise leur développement personnel et émotionnel.

Des principes tels que la gratitude, la compassion, l'acceptation, le sens et le pardon aident les individus à interpréter les événements de la vie sous un angle plus positif et favorisent la guérison émotionnelle. Cultiver ces attributs est important pour renforcer la résilience. Ces principes façonnent les pensées et les actions, créant une base solide à partir de laquelle considérer les défis non pas comme des obstacles insurmontables, mais comme des étapes essentielles à la croissance personnelle.

La résilience n'est pas seulement une entreprise personnelle. Les liens sociaux jouent un rôle important dans les efforts de renforcement de la résilience. Des liens étroits avec la famille, les amis et les communautés offrent un sentiment d'appartenance et de sécurité. Ils fournissent l'échafaudage nécessaire en période difficile, permettant aux individus de s'appuyer sur les autres pour obtenir soutien, sagesse et perspectives différentes.

DÉVELOPPER UN ÉTAT D'ESPRIT DE CROISSANCE

Un état d'esprit de croissance représente une approche puissante qui te donne du pouvoir en favorisant la résilience et en te permettant d'affronter les défis de la vie avec confiance. Lorsque tu commences à voir les obstacles comme des opportunités de croissance plutôt que comme des barrières insurmontables, tu peux complètement changer ta façon de gérer les défis et les revers. Ceux qui incarnent un état d'esprit de croissance sont motivés à apprendre et à s'améliorer à travers les difficultés, résistant à la tentation de succomber à l'échec, ce qui garantit finalement une plus grande résilience.

Imagine que tu dois faire face à une situation qui bouleverse ta vie, comme être diagnostiqué d'une maladie grave ou vivre une perte personnelle majeure. Face à une incertitude écrasante, conserver un état d'esprit orienté vers la croissance peut s'apparenter à se dire : *c'est incroyablement difficile, mais je peux utiliser cette expérience pour devenir plus fort et en apprendre davantage sur moi-même.* Ce changement de perspective te permet de voir que, bien que la route à venir soit pleine de défis, chaque instant offre une opportunité de construire de la résilience et de développer de nouvelles façons d'y faire face. Au lieu de laisser le désespoir prendre le dessus, tu es motivé à explorer différentes approches pour guérir ou surmonter l'obstacle, augmentant progressivement ta capacité à affronter les difficultés futures avec courage et une compréhension plus profonde de ta propre force.

Une technique essentielle dans cet état d'esprit est de reformuler les pensées négatives. Le discours intérieur négatif limite souvent notre progrès et notre résilience, mais en transformant consciemment ces pensées en opportunités de croissance, nous pouvons renforcer notre résilience émotionnelle. Par exemple, au lieu de dire : « J'ai échoué, je ne suis pas assez bien, » pourrais-tu reformuler avec : « J'ai appris ce qui ne fonctionne pas, et maintenant je peux essayer une nouvelle approche. » Redéfinir montre que les erreurs ne sont pas définitives mais plutôt des tremplins vers le succès, encourageant la résilience et motivant la persévérance.

Le retour d'information joue un rôle central dans le renforcement de l'état d'esprit de croissance. Il sert de miroir reflétant les domaines où l'amélioration est possible et fournit des perspectives précieuses sur le développement personnel. Accueillir les retours permet une croissance continue. La critique constructive ne doit pas être vue comme un mauvais coup à ton estime de soi, mais comme un précieux conseil pour l'amélioration. Par exemple, si un enseignant suggère d'affiner un essai, saisis-en l'occasion pour améliorer tes compétences en écriture. Réfléchir régulièrement à ces retours t'aide à reconnaître la croissance et à adapter ton approche, renforçant la résilience au fil du temps.

Célébrer les petites réussites est une autre pierre angulaire pour développer un état d'esprit de croissance. Reconnaître les progrès, même minimes, alimente la motivation et renforce la confiance en soi. Considère l'effort nécessaire pour maîtriser un instrument de musique ou apprendre une nouvelle langue. Reconnaître et célébrer les succès progressifs au cours du parcours, comme maîtriser un accord à la guitare ou avoir une conversation basique en français, te motive à poursuivre tes efforts. Cette habitude confirme tes progrès et renforce la compréhension que la croissance est un processus, aidant à renforcer la résilience face à des défis plus importants.

Malgré les avantages pratiques d'adopter une mentalité de croissance, il est important de se rappeler que les pressions culturelles et sociétales peuvent parfois glorifier le talent inné au détriment de l'effort, décourageant potentiellement la persévérance. Se libérer de ces normes sociales est important. T'entourer de personnes qui partagent tes valeurs, qui apprécient tes efforts et ton apprentissage, peut t'inciter à persévérer. De plus, célébrer les histoires de ceux qui attribuent leur succès au travail acharné et à la résilience plutôt qu'au talent naturel peut renforcer ton engagement à maintenir un état d'esprit de croissance.

Cependant, atteindre un état d'esprit de croissance durable nécessite un effort intentionnel. Voici quelques conseils pour aider à cultiver efficacement cet état d'esprit :

- **Reconnais la force des croyances :** nos convictions façonnent notre manière d'affronter les défis et les revers. Tu dois comprendre que les capacités ne sont pas fixes mais peuvent évoluer avec le temps, l'effort et la persévérance. Prends le temps de réfléchir à tes croyances actuelles et travaille activement à remplacer celles qui limitent ton potentiel par des pensées plus valorisantes et axées sur la croissance. Un changement d'état d'esprit commence par la reconnaissance que la croissance est accessible pour quiconque est prêt à fournir des efforts.

- **Relève les défis :** la croissance se produit en dehors de notre zone de confort. Cherche activement des situations qui mettent tes capacités à l'épreuve et te poussent à évoluer. Face à des obstacles, la résilience aide à développer l'adaptabilité et la force intérieure. Au lieu d'éviter les difficultés, considère-les comme des opportunités pour développer tes compétences et élargir tes limites.

- **Apprends de la critique :** la critique constructive n'est pas une attaque contre tes capacités mais un outil d'amélioration. Considère les retours comme une partie essentielle de ton processus d'apprentissage. Demande régulièrement des avis aux autres, que ce soit à des collègues, mentors ou pairs, et utilise-les pour affiner tes compétences et tes stratégies. Aborder les retours avec un esprit ouvert te permet d'identifier les domaines d'amélioration et de prendre des mesures concrètes vers ta croissance.

- **Célèbre l'effort, pas seulement les résultats :** déplace ton attention de la célébration des résultats finaux vers l'appréciation de l'effort fourni dans le processus. Reconnais que la croissance se fait par la persévérance, le travail acharné et la détermination, pas seulement par l'atteinte d'objectifs. Divise les grands objectifs en étapes plus petites et plus faciles à gérer, et prends le temps de célébrer chaque progrès. Reconnaître les efforts renforce la conviction que le progrès est le résultat d'une action cohérente et intentionnelle.

- **Recherche des perspectives diverses :** remettre en question ta propre façon de penser est essentiel pour ton développement personnel. Expose-toi à des idées et points de vue différents des tiens pour élargir ta perspective. Être ouvert aux nouvelles idées et apprendre des autres aide à briser les biais cognitifs et favorise la flexibilité. Cette ouverture à la diversité des perspectives favorise un état d'esprit plus riche et adaptatif, qui peut facilement s'adapter à l'évolution des situations.

- **Pratique le soin personnel :** un état d'esprit de croissance durable nécessite à la fois le bien-être mental et physique. Privilégie des activités qui nourrissent ton corps et ton esprit, telles que l'exercice régulier, un repos suffisant et des pratiques de pleine conscience. Lorsque tu donnes la priorité à ta santé globale, tu maintiens l'énergie et la concentration nécessaires pour rester motivé et engagé dans le processus de croissance. Prendre soin de soi n'est pas un luxe, c'est une partie intégrante de la résilience et de l'engagement envers une croissance à long terme.

TECHNIQUES DE RÉGULATION ÉMOTIONNELLE

Gérer ses émotions peut souvent ressembler à essayer de diriger un navire à travers des eaux turbulentes. Pour les personnes de tous âges, il est essentiel de disposer de méthodes efficaces pour gérer de manière constructive les émotions accablantes. Identifier ces émotions est la première étape essentielle pour en prendre le contrôle. Tout comme nommer une mer inconnue permet aux marins de cartographier leur voyage, reconnaître et nommer tes sentiments t'aide à y répondre plus sainement.

Réfléchis aux moments où tu t'es senti dépassé. Que se passait-il à ces moments-là ? Y avait-il des déclencheurs spécifiques, comme certaines personnes ou situations, qui intensifiaient tes émotions ? Tenir un journal d'humeur peut être un outil précieux dans ce processus. Cela aide à suivre les moments où les émotions sont à vif et permet d'identifier des schémas récurrents. Reconnaître tes déclencheurs émotionnels uniques te donne la capacité d'aborder les défis de la vie avec plus de calme et de clarté. Identifier et gérer ces déclencheurs renforce ta résilience, améliore ta capacité à réagir de manière réfléchie aux facteurs de stress et à relever les défis avec plus de facilité et de souplesse (*10 stratégies* efficaces, s.d.).

EXERCICES DE JOURNALISATION DE L'HUMEUR

Évalue ton humeur en colorant le bloc, où 1 correspond à une très mauvaise journée et 5 à une excellente journée

1	2	3	4	5

Voici trois sujets pour le journal d'humeur afin d'évaluer comment tu te sens dans ta journée :

Comment je me sens en ce moment, et qu'est-ce qui, selon moi, contribue à cette humeur ? Voici quelques options pour décrire ce que tu peux ressentir :

- **Heureux :** un état positif, joyeux ; tu te sens enjoué et excité
- **Motivé :** motivé et lucide, avec un fort sens de la détermination
- **Anxieux :** un sentiment de stress ou d'inquiétude dû à la pression ou à l'incertitude
- **Frustration :** un sentiment d'agacement ou d'impatience causé par des obstacles ou des revers
- **Calme :** un état paisible, détendu ; tu te sens à l'aise dans l'instant présent
- **Triste ou solitaire** : détresse émotionnelle ou isolement, souvent dû à la perte ou à la déconnexion
- **Épuisé** : tu ressens un manque d'énergie ou d'inspiration, menant à l'épuisement ou à l'apathie
- **Coupable :** tu ressens un inconfort émotionnel ou des remords liés à des actions ou décisions passées

____

____

____

____

____

Que puis-je faire pour améliorer ou changer mon humeur aujourd'hui ?

Quels moments ont été positifs ou négatifs ?

Une fois que tu as identifié tes émotions, disposer de stratégies peut grandement aider. Le journal intime est une de ces techniques qui offre un soulagement immédiat en offrant un exutoire à tes sentiments. Écrire ses pensées et ses émotions peut servir de libération, aidant à clarifier ton esprit. De plus, des activités physiques comme le jogging ou le vélo peuvent canaliser ton énergie dans une direction positive, tandis que les exercices de respiration profonde peuvent aider à calmer ton système nerveux, favorisant la détente lors des troubles émotionnels. Imagine une tempête qui se calme à mesure que les vagues se calment peu à peu. Ces techniques agissent comme des ancres, stabilisant ton état émotionnel.

Énigmes et émotions

S'engager avec les énigmes sert de méthode efficace pour la réflexion émotionnelle. Résoudre des énigmes favorise la concentration et la pleine conscience, détournant l'attention du stress vers une activité apaisante et orientée vers un objectif. De plus, les énigmes exigent une réflexion critique et des capacités de résolution de problèmes, instillant un sentiment d'accomplissement qui renforce l'estime de soi. Au fur et à mesure que les individus explorent la tâche, ils atteignent souvent un état d'esprit réfléchi, permettant un traitement plus clair des émotions et des pensées. L'interaction physique avec des casse-têtes tangibles renforce également l'implication sensorielle, ancrant les individus dans le présent et favorisant la tranquillité. Cette méthode améliore ta capacité à te concentrer, à gérer le stress et à affronter les défis avec un état d'esprit serein et clair, renforçant ta résilience émotionnelle et t'aidant à t'adapter aux situations difficiles.

Réseaux de soutien

Construire un réseau de soutien est tout aussi important. Tout comme un filet solide attrape un trapéziste en chute, avoir des amis et des mentors de confiance offre une sécurité lors des chutes libres émotionnelles. Échanger avec des amis ou des mentors qui comprennent et soutiennent ton parcours émotionnel peut offrir perspective et réconfort en cas de besoin. Ils servent de caisses de résonance, te permettant d'exprimer tes sentiments ouvertement. La communication est essentielle pour maintenir ces relations. Prendre régulièrement contact avec ton réseau de soutien renforce les liens et t'assure d'avoir des alliés prêts à t'attraper lorsque la vie devient accablante.

Préparation aux déclencheurs

Planifier à l'avance les déclencheurs émotionnels potentiels peut te donner un avantage précieux. Anticiper les situations stressantes te permet de t'entraîner à élaborer des stratégies d'adaptation avant qu'elles ne surviennent. Des techniques comme la stratégie « Cope Ahead » de la thérapie comportementale dialectique (DBT) aident à préparer ton esprit, favorisant le calme lorsque des émotions intenses surgissent (CounselorAid, 2024). Visualiser ta réponse et t'entraîner à gérer certains scénarios, c'est similaire à répéter les répliques d'une pièce. Avoir un plan clair renforce la confiance en soi et réduit l'anxiété face à des situations émotionnellement chargées. Adopter cette approche proactive favorise la résilience, réduit le stress et améliore ta capacité à gérer des situations chargées émotionnellement.

Poser des limites

Il ne faut pas non plus sous-estimer le pouvoir des frontières. Fixer des limites avec des personnes ou des circonstances qui déclenchent constamment des émotions négatives est parfois nécessaire pour protéger ton bien-être mental. Imagine les frontières comme les murs protecteurs d'un château, ils te protègent contre des détresses inutiles. Il est normal de minimiser les contacts avec les personnes qui épuisent tes réserves émotionnelles ou d'éviter les sujets qui suscitent de l'anxiété. Ces limites ne consistent pas à couper les liens mais plutôt à créer des espaces sains où tu peux t'épanouir émotionnellement. Poser des limites renforce la résilience en protégeant ton bien-être mental des déclencheurs négatifs, te permettant ainsi de créer des espaces sains pour la croissance émotionnelle et la force. Cela sera discuté plus en détail au chapitre 6.

Compétences d'adaptation positives

Intégrer des compétences d'adaptation positives dans ta routine quotidienne améliore considérablement la gestion émotionnelle. Qu'il s'agisse de pratiquer l'art, la musique ou le sport, ces activités redirigent ton attention et offrent une résilience émotionnelle. Considère ces stratégies d'adaptation comme des outils dans ta boîte à outils, prêts à être utilisés quand tu en auras besoin. Ils te permettent de transformer le stress en expression créative, transformant une énergie potentiellement destructrice en quelque chose de constructif et gratifiant.

Aide professionnelle

Enfin, n'hésite jamais à demander un soutien professionnel si nécessaire. Parfois, parler avec un conseiller ou un thérapeute peut éclairer de nouveaux chemins à travers des émotions complexes. Les professionnels offrent des conseils adaptés à tes besoins individuels, en proposant des stratégies qui ne te seraient peut-être pas venues à l'esprit autrement. Ils aident à renforcer les compétences que tu développes, garantissant que tu n'es jamais vraiment seul dans ton parcours émotionnel (*10 stratégies* efficaces, s.d.).

SURMONTER LES REVERS ET L'ADVERSITÉ

Développer une résilience émotionnelle est une capacité essentielle que tout adulte devrait acquérir pour naviguer efficacement dans les défis et les transitions de la vie. Une approche efficace pour renforcer la résilience consiste à transformer les obstacles en opportunités de croissance personnelle et de compréhension. Au lieu de considérer les obstacles comme des barrières insurmontables, considère-les comme des tremplins vers une plus grande connaissance et croissance personnelle. Adopter cet état d'esprit encourage une approche proactive, permettant aux individus de persévérer malgré les difficultés. Prenons, par exemple, un professionnel qui fait face à des défis dans un projet important. Plutôt que de succomber au désespoir, ils pourraient profiter de ce recul pour identifier les points faibles, affiner leurs stratégies et, en fin de compte, améliorer leurs performances futures.

Un élément essentiel de la résilience émotionnelle est l'utilisation de stratégies d'adaptation efficaces en période de stress. Une technique puissante est le dialogue intérieur positif, qui aide à renforcer la confiance en soi en mettant en avant les forces et en cultivant des croyances valorisantes sur soi-même. Par exemple, se rappeler des succès précédents ou affirmer ses capacités avant une tâche difficile, comme prononcer un discours, peut aider à réduire l'anxiété et à améliorer la performance. De plus, de solides compétences en résolution de problèmes sont essentielles pour développer la résilience. Face à un défi, le diviser en tâches plus petites et plus faciles à gérer permet aux individus d'aborder chaque étape méthodiquement, favorisant un sentiment de contrôle et renforçant la confiance dans leur capacité à naviguer dans des situations difficiles (Hurley, 2024).

Une communauté solidaire est également importante lorsqu'il y a des moments difficiles. Demander de l'aide dans les moments difficiles aide à gérer le stress et renforce les relations grâce au partage d'expériences. Qu'il s'agisse de se tourner vers la famille, des amis ou des mentors, avoir quelqu'un à qui se confier peut offrir de nouvelles perspectives et un réconfort émotionnel. Par exemple, un adolescent confronté à la perte d'un proche peut constater que parler avec des personnes de confiance allège sa charge émotionnelle et encourage la guérison. De plus, se connecter avec des groupes ou réseaux de soutien permet aux gens de créer des liens à travers des défis similaires, créant un sentiment d'appartenance et réduisant le sentiment d'isolement.

S'adapter aux changements et rester flexible sont des éléments clés pour construire un état d'esprit résilient. La vie est imprévisible, et la capacité à s'adapter aux nouvelles réalités assure des transitions plus fluides à travers les différentes étapes de la vie. Cette adaptabilité implique une ouverture à différentes possibilités et une volonté de modifier les plans lorsque cela est nécessaire. Par exemple, si un parcours professionnel prévu devient irréalisable, explorer d'autres voies plutôt que de se focaliser sur le plan initial démontre de la flexibilité. Cette flexibilité permet aux individus d'affronter les incertitudes de la vie avec assurance, transformant des changements imprévus en opportunités de développement personnel (*Overcoming Obstacles*, s.d.).

Les lignes directrices peuvent être extrêmement utiles pour relever les défis de la vie, car les stratégies d'adaptation spécifiques fournissent des pistes claires pour renforcer la résilience. Pratiquer des activités telles que le tricot te permet de réfléchir à tes sentiments et à tes expériences, t'aidant ainsi à identifier des schémas et à mieux comprendre tes émotions, ce qui te conduit à adopter des réactions plus saines. L'activité physique régulière, qu'il s'agisse d'une simple promenade ou d'un entraînement plus intense, réduit le stress et améliore l'humeur, complétant ainsi les effets apaisants du tricot. De plus, chercher du soutien en période d'adversité joue un rôle crucial dans la résilience. Établir un réseau de soutien fiable permet d'accéder à des conseils, des encouragements et des perspectives diverses face aux difficultés. Tendre la main aux autres évite les sentiments d'isolement, souvent associés à des situations difficiles, cultivant un sentiment de communauté et une résilience partagée. Les conversations avec des personnes de confiance peuvent révéler des révélations ou des solutions qui auraient pu être négligées auparavant, soulignant la force de la connexion en période difficile.

Comment les parents et les éducateurs peuvent aider

Les éducateurs et les parents jouent un rôle clé pour permettre aux enfants et aux élèves de développer une résilience émotionnelle en incarnant les comportements et mentalités qui favorisent la croissance face à l'adversité. Une approche clé consiste à encourager un état d'esprit qui considère les obstacles comme des opportunités de croissance plutôt que comme des barrières insurmontables. En montrant comment surmonter les défis, que ce soit en ajustant des stratégies ou en apprenant des erreurs, les adultes peuvent apprendre aux enfants à accepter les difficultés dans le cadre du processus d'apprentissage. Par exemple, les parents peuvent guider les enfants à travers leurs frustrations scolaires en les aidant à diviser les tâches en étapes plus petites et plus gérables, renforçant ainsi l'idée que les revers sont temporaires et peuvent servir à améliorer leurs performances futures.

De plus, il est possible de développer une attitude positive et des compétences en matière de résolution de problèmes grâce à des encouragements et à un renforcement constants. Les enseignants peuvent créer un environnement de classe bienveillant où les élèves se rappellent leurs succès passés, contribuant ainsi à renforcer leur confiance et un sentiment de compétence. Lorsque les enfants ont du mal avec des devoirs ou des défis sociaux, les parents peuvent renforcer un langage valorisant, comme « Tu peux gérer ça » ou « Trouvons ensemble une nouvelle approche ».

Enfin, créer un solide système de soutien est essentiel pour cultiver la résilience émotionnelle. Les parents et les éducateurs peuvent encourager les élèves à demander de l'aide lorsque cela en est nécessaire et à établir des réseaux de soutien, tant en classe qu'en dehors. Que ce soit par des groupes de pairs, du mentorat ou des discussions familiales, avoir quelqu'un à qui se confier dans les moments difficiles aide à réduire le sentiment d'isolement et favorise la croissance émotionnelle. En modélisant ces comportements et en fournissant les outils nécessaires à l'autorégulation et au soutien, les éducateurs et les parents donnent aux enfants les moyens de développer leur résilience, de s'adapter aux changements de la vie et de s'épanouir face aux défis.

En entrant dans le chapitre 4, « Favoriser la conscience de soi », nous examinerons comment la conscience de soi est nécessaire pour développer la résilience. Cela déplace l'attention de la gestion des défis vers la compréhension de la manière dont reconnaître nos pensées et émotions favorise la croissance personnelle et l'acceptation de soi. Le chapitre partage des techniques comme la cartographie mentale, la clarification des valeurs et le retour d'information pour aligner les actions avec les valeurs et gérer efficacement les émotions. Identifier les réponses émotionnelles lors de situations stressantes renforce la résilience, tandis que comprendre les valeurs personnelles favorise l'authenticité.

POINTS CLÉS

- Développer une résilience émotionnelle est essentiel pour gérer les défis à différentes étapes de la vie, permettant aux individus de se remettre des revers tout en préservant leur bien-être mental.

- La résilience est la capacité à s'adapter à l'adversité et au stress, ce qui conduit à une croissance personnelle et à une stabilité émotionnelle.

- Les avantages de la résilience incluent une meilleure régulation émotionnelle, des compétences d'adaptation améliorées et la capacité à voir les défis comme des opportunités d'apprentissage et de croissance.

- Construire la résilience implique souvent l'adoption d'un état d'esprit de croissance, qui encourage à considérer les échecs comme des opportunités d'amélioration et de développement personnel.

- Les techniques efficaces de régulation émotionnelle incluent l'identification et la gestion des déclencheurs émotionnels, la pratique du dialogue intérieur positif et l'utilisation de stratégies d'adaptation saines telles que le journal et les activités physiques.

- Une communauté solidaire est essentielle à la résilience, car les liens sociaux offrent un réconfort émotionnel, de nouvelles perspectives et un sentiment d'appartenance en période difficile.

- À mesure que les individus développent leur résilience, ils apprennent à embrasser le changement et la flexibilité, transformant les obstacles en opportunités de croissance personnelle et de compréhension.

CHAPITRE 4

Favoriser la conscience de soi

Identifier nos déclencheurs personnels nous donne le pouvoir de contrôler nos réactions émotionnelles, nous permettant d'affronter les défis de la vie avec courage, clarté et détermination

Développer la conscience de soi est une étape essentielle pour comprendre qui nous sommes et ce qui nous motive. Elle est essentielle à la croissance personnelle et à l'acceptation de soi, car elle nous permet de reconnaître nos pensées, émotions et réactions. Lorsque nous nous connectons à nous-mêmes, nous entamons un voyage de découverte de soi, découvrant les couches qui composent qui nous sommes. C'est important pour les personnes confrontées à des défis émotionnels, car cela offre des outils pour mieux gérer les hauts et les bas de la vie. Le soutien de la famille et des amis peut aider à renforcer la résilience émotionnelle en favorisant la conscience de soi. Pour les éducateurs et les praticiens du bien-être, cultiver cette compétence chez tous les groupes d'âge aide à développer l'intelligence émotionnelle, permettant ainsi aux individus d'affronter les défis avec confiance.

TECHNIQUES D'AUTO-RÉFLEXION

Se comprendre pour le développement personnel

Se comprendre est essentiel pour le développement personnel et l'acceptation de soi. Une méthode efficace pour amorcer ce processus d'introspection consiste à utiliser le mind mapping. Fixer un moment régulier pour pratiquer le mind mapping aide à en faire une habitude régulière. Choisis un environnement confortable où tu peux te concentrer sans être distrait. Commence par une idée ou une question centrale, telle que tes valeurs fondamentales ou tes expériences récentes marquantes, et laisse tes pensées s'épanouir naturellement. Utilise des couleurs, des symboles ou des images pour améliorer la clarté et la créativité. Ces stratégies t'aident à organiser tes pensées visuellement, à découvrir des schémas et à mieux te comprendre, ce qui favorise ton développement personnel et ton acceptation.

Clarification des valeurs

La clarification des valeurs est un outil puissant pour encourager la conscience de soi et aligner les actions sur les principes personnels. Cette pratique encourage la réflexion intentionnelle sur les valeurs fondamentales, créant un espace pour examiner comment ces valeurs influencent les décisions et les comportements. En identifiant et en priorisant ce qui compte vraiment, les individus gagnent en clarté et développent un sens du but plus fort. Commence par t'asseoir confortablement dans un espace calme, en te concentrant sur une valeur ou une question spécifique, comme « Qu'est-ce qui guide mes décisions ? » ou « Quels principes guident mes relations ? » Laisse tes pensées émerger naturellement, en explorant leurs liens avec ta vie quotidienne. Avec le temps, clarifier ses valeurs devient une pratique significative pour approfondir la compréhension de soi, aligner les actions avec les croyances et gérer les défis avec authenticité et confiance. La réflexion régulière offre un chemin vers une vie qui résonne avec tes convictions les plus profondes.

Obtenir des perspectives des autres

Il est essentiel de recueillir les avis des autres pour améliorer la conscience de soi. Nous avons souvent des angles morts qui entravent notre développement personnel. Les commentaires de nos amis, des membres de notre famille ou de nos mentors peuvent nous éclairer sur ces points. Les critiques constructives peuvent mettre en évidence les domaines à améliorer et nous offrir une image plus claire de la façon dont les autres nous perçoivent, qui peut différer de notre propre perception. Accueille les commentaires avec un esprit ouvert et curieux plutôt que sur la défensive. Pose des questions ciblées pour recueillir des informations spécifiques et utilise cette perspective extérieure pour découvrir les domaines dans lesquels tu peux t'améliorer. Accepter les commentaires favorise un état d'esprit axé sur l'apprentissage continu et l'amélioration personnelle, et t'offre des informations précieuses sur toi-même qui pourraient autrement passer inaperçues. L'objectif n'est pas seulement d'écouter les commentaires, mais aussi d'y réfléchir et d'intégrer ces informations à ta conscience de toi-même.

Suscite une réflexion à travers des questions ciblées

La réflexion incitée à travers des questions ciblées est une autre méthode pour stimuler l'introspection. Se poser des questions comme « Quelles sont mes valeurs fondamentales ? » encourage une profonde auto-évaluation. Lorsque tu explores ces questions avec réflexion, tu pourrais découvrir les principes les plus essentiels à ton identité. Reconnaître ces valeurs te permet d'aligner tes actions et décisions en conséquence, favorisant ainsi l'authenticité de ta vie. Prends le temps de réfléchir sincèrement à chaque question, permettant aux révélations de surgir naturellement. Ces questions agissent comme des catalyseurs pour de puissantes prises de conscience sur qui tu es et ce qui compte le plus pour toi. Avoir une conscience claire de tes valeurs et croyances guide tes choix et te donne le pouvoir de vivre de manière plus authentique, en alignant ta vie avec ta véritable essence.

Outils pour les jeunes

Pour les jeunes confrontés à des défis émotionnels, comme les adolescents et les jeunes adultes, ces outils d'introspection sont inestimables. Ils proposent des méthodes pour canaliser les émotions de manière constructive, construisant ainsi un cadre pour mieux se comprendre soi-même. De plus, les parents et tuteurs peuvent utiliser ces techniques pour soutenir la croissance émotionnelle de leurs enfants, encourageant un dialogue ouvert sur les sentiments et les pensées. Les éducateurs et les praticiens du bien-être peuvent trouver ces stratégies bénéfiques pour guider les jeunes et encourager l'intelligence émotionnelle et la résilience dans les milieux éducatifs.

EXERCICE D'INTROSPECTION : EXPLORATION DES VALEURS FONDAMENTALES

Objectif

Cet exercice vise à te guider dans l'identification et la réflexion sur tes valeurs fondamentales, à t'aider à aligner tes actions et décisions sur ce qui te tient vraiment à cœur et à favoriser l'authenticité de ta vie

INSTRUCTIONS

Prends le temps de répondre avec réflexion aux questions suivantes. Réfléchis à tes réponses et laisse-les guider ta compréhension de tes valeurs individuelles

Quelles qualités est-ce que j'admire le plus chez les autres ?

Les qualités que tu admires chez les autres reflètent souvent les valeurs que tu chéris. Qu'il s'agisse de gentillesse, d'ambition, d'honnêteté ou de créativité, ces qualités peuvent révéler ce que tu valorises vraiment dans les relations et les interactions

____

____

____

____

____

____

____

____

____

____

- **Suggestion :** si tu n'es pas sûr des qualités que tu admires chez les autres, pense à tes amis, ta famille ou les célébrités que tu admires. Qu'est-ce qui les distingue à tes yeux ? Aident-ils les autres, travaillent-ils dur ou défendent-ils ce qui est juste ? Ce n'est pas grave si tu ne sais pas tout de suite : ces qualités peuvent se manifester de petites façons qui comptent pour toi

- **Exemple :** peut-être que tu admires quelqu'un pour sa gentillesse, ou que tu apprécies la détermination d'un ami à rester fidèle à quelque chose même quand c'est difficile. Ce sont des signes de qualités comme la gentillesse, la persévérance et l'empathie, qui pourraient être tes valeurs fondamentales

Quand ai-je ressenti la plus grande fierté de moi ? Quelles valeurs se sont reflétées à ce moment-là ?

La fierté vient souvent du fait de vivre en accord avec ses valeurs fondamentales. Réfléchir aux moments qui t'ont rendu fier peut t'aider à identifier les valeurs qui alimentent ton sentiment d'accomplissement

____

____

____

____

____

____

____

____

____

____

____

____

____

____

____

____

____

- **Suggestion :** pense aux moments où tu as accompli quelque chose, même minime, et où tu t'es senti vraiment bien à ce sujet. Peut-être que tu as aidé un ami, terminé un grand projet ou défendu ce qui est juste. Ces moments de fierté montrent souvent quelles valeurs comptent le plus pour toi

- **Exemple :** si tu as déjà été fier d'aider un coéquipier ou de défendre un ami, cela peut refléter des valeurs comme la loyauté, le travail d'équipe et la gentillesse. Ces moments peuvent te donner un indice sur ce qui compte pour toi

Sur quoi ne ferais-je jamais de compromis, quelle que soit la situation ?
Les points sur lesquels tu refuses de céder sont les aspects les plus non né-
gociables de ton identité. Qu'il s'agisse d'honnêteté, de loyauté ou d'équité,
cette question t'aide à identifier les valeurs que tu tiens à sacrifier

____

____

____

____

____

____

____

____

____

____

____

____

____

____

____

____

____

____

____

- **Suggestion :** si tu ne sais pas sur quoi tu ne feras jamais de compromis, pense aux moments où tu as subi la pression des pairs ou pris des décisions difficiles, as-tu déjà défendu quelque chose même si ce n'était pas un choix facile ? Ces situations peuvent te montrer à quelles valeurs tu tiens le plus

- **Exemple :** peut-être que tu ne ferais jamais de compromis sur l'honnêteté avec tes amis, ou que tu refuses de suivre quelque chose que tu trouves mal. Cela reflète des valeurs comme l'honnêteté, l'intégrité et l'équité

Si je pouvais me concentrer sur une priorité dans ma vie, laquelle serait-ce et pourquoi ?

Cette question t'oblige à résumer ce qui compte le plus pour toi. Elle te pousse à réfléchir à la seule chose qui guide tes décisions, que ce soit la famille, la croissance personnelle ou avoir un impact positif

____

____

____

____

____

____

____

____

____

____

____

____

____

____

____

____

____

____

- **Suggestion :** si tu n'es pas sûr de ce que tu priorises, réfléchis à ce qui te rend heureux ou à ce que tu souhaites accomplir à l'avenir. Que ce soit tes amitiés, ta réussite scolaire ou quelque chose que tu aimes faire, les choses qui te tiennent le plus à cœur peuvent te montrer ce qui compte pour toi
- **Exemple :** si tu es vraiment passionné par l'aide aux autres, tu peux prioriser d'avoir un impact positif ou, si tu accordes de l'importance à la croissance personnelle, peut-être que l'apprentissage et l'amélioration sont ta priorité absolue

Pourquoi est-ce que je me retrouve à me battre constamment ?
Lorsque tu te surprends à défendre quelque chose, c'est souvent parce que cela correspond à tes valeurs fondamentales. Cela peut inclure défendre l'égalité, la liberté individuelle ou la durabilité environnementale

____

____

____

____

____

____

____

____

____

- **Suggestion :** pense aux moments où tu as pris la parole ou défendu quelqu'un ou quelque chose, défends-tu tes amis, l'équité ou l'environnement ? Ces situations montrent souvent quelles valeurs comptent le plus pour toi et pour lesquelles tu es prêt à te battre
- **Exemple :** si tu te retrouves à défendre un camarade de classe traité injustement, cela montre que tu accordes de l'importance à l'équité et à l'empathie. Si tu es passionné par l'environnement, tu pourrais être un défenseur de la durabilité

Quand est-ce que je me sens le plus authentique envers moi-même ?
L'authenticité vient du fait de vivre en accord avec ses valeurs. Réfléchir au moment où tu te sens le plus toi-même peut t'aider à comprendre l'environnement, les actions et les décisions qui permettent à ton vrai moi de briller

---

- **Suggestion :** si tu n'es pas sûr du moment où tu te sens le plus toi-même, pense aux moments où tu t'es senti à l'aise et à l'aise : étais-tu avec des amis proches, faisais quelque chose que tu aimais, ou défendais-tu ce qui est juste ? Ces moments reflètent généralement le moment où tu es en accord avec tes valeurs
- **Exemple :** si tu te sens le plus authentique lorsque tu aides les autres ou participes à des activités que tu aimes, cela pourrait signifier que ces éléments correspondent à tes valeurs, comme la gentillesse, le travail d'équipe ou la créativité

Quel rôle joue l'intégrité dans mes décisions ?
L'intégrité est un aspect fondamental des valeurs fondamentales de nombreuses personnes. Cette question t'aide à évaluer l'importance que tu accordes à l'honnêteté et à la transparence dans tes décisions, ainsi que la manière dont ces valeurs influencent tes actions et ton comportement.

____

____

____

____

____

____

____

____

- **Suggestion :** si tu ne sais pas comment l'intégrité influence tes décisions, pense aux moments où tu as dû choisir entre faire ce qui est juste ou faire ce qui est facile. Faire le bon choix n'est pas toujours facile, mais cela montre que tu valorises l'honnêteté, la confiance et faire ce qui est juste, même quand c'est difficile
- **Exemple :** si tu as déjà décidé de ne pas tricher à un examen, même si tu savais que cela pourrait être plus facile, cela reflète de l'intégrité. Cela montre que tu valorises l'honnêteté, même dans les situations difficiles

Comment est-ce que je veux que les autres me décrivent ?
À quelles valeurs est-ce que je veux qu'ils m'associent ?
Cette question t'invite à réfléchir à l'impression que tu laisses chez les autres. Les qualités pour lesquelles tu souhaites être reconnu, comme être fiable, compatissant ou innovant, sont souvent liées à tes valeurs fondamentales

____

____

____

____

____

____

____

____

____

____

____

____

____

____

____

____

____

____

- **Suggestion :** si tu ne sais pas comment tu veux que les autres te décrient, pense aux qualités que tu admires chez les gens. Quelles qualités espères-tu que les autres voient en toi ? Qu'il s'agisse de gentillesse, de fiabilité ou de créativité, cela peut t'aider à identifier les valeurs pour lesquelles tu souhaites être reconnu
- **Exemple :** peut-être espères-tu que les autres te décrivent comme digne de confiance et attentionné. Si c'est le cas, cela pourrait refléter des valeurs comme la fiabilité, la loyauté et la gentillesse.

RECONNAÎTRE LES DÉCLENCHEURS PERSONNELS

Reconnaître les déclencheurs personnels qui influencent les réponses émotionnelles et les comportements est une étape importante pour développer la conscience de soi. Comprendre comment les stimuli externes se connectent à nos réactions internes aide à améliorer la gestion émotionnelle, permettant des réponses plus réfléchies et équilibrées. Une approche utile pour identifier ces déclencheurs est l'observation de soi des réactions émotionnelles. Cette pratique encourage les individus à remarquer lorsque leurs émotions sont profondément intenses et à réfléchir aux situations qui ont pu contribuer à ces sentiments.

L'impact des discussions politiques

Par exemple, imagine avoir une conversation avec un ami proche, et pendant la discussion, tu ressens soudainement une montée de colère lorsqu'il exprime des opinions politiques fortement différentes des tiennes. En prenant un moment pour réfléchir à cette réaction émotionnelle, tu peux reconnaître que ces discussions politiques ont tendance à déclencher ta colère à cause de croyances profondes ou d'expériences passées liées à ces opinions. Comprendre ce schéma te permet d'anticiper des réactions similaires lors de conversations futures et te prépare à répondre de manière plus réfléchie. Au lieu de réagir impulsivement, tu pourrais choisir d'exprimer calmement ton point de vue, de poser des limites autour des discussions politiques si nécessaire, ou de rediriger la conversation vers un terrain d'entente. Ce processus d'auto-observation t'aide à gérer les réponses émotionnelles de manière responsable et encourage la croissance personnelle en favorisant la conscience des déclencheurs de ta colère (wadmin, 2024a).

L'influence de l'environnement

De plus, prendre conscience de la façon dont différents environnements ou interactions affectent tes niveaux d'énergie peut t'apporter des informations précieuses sur tes alignements personnels et les changements nécessaires. Chaque individu réagit différemment à divers environnements, personnes et activités. Par exemple, être dans des espaces bondés peut épuiser certaines personnes, tandis que d'autres s'épanouissent dans les situations sociales. Réfléchir à ces expériences aide à identifier quels environnements te dynamisent ou te vident, te permettant d'ajuster ton bien-être.

Imagine-toi te sentir particulièrement fatigué après avoir passé du temps dans un café animé. Reconnaître que cela t'arrive peut t'encourager à choisir des environnements plus calmes, t'aidant à rester équilibré mentalement et émotionnellement. En revanche, si tu te sens énergisé après des activités de groupe, tu peux prioriser ces expériences pour maintenir ton niveau d'énergie. Cette prise de conscience te donne les moyens de prendre de meilleures décisions, façonnant un mode de vie qui correspond à tes besoins et objectifs, renforçant finalement ta résilience émotionnelle (wadmin, 2024b).

Évaluation du comportement sous stress

L'évaluation des comportements pendant les périodes de stress révèle également des axes de croissance et aide à gérer les attentes et à développer des stratégies d'adaptation. Le stress amplifie souvent les tendances comportementales existantes, ce qui en fait un moment opportun pour observer et comprendre comment nous réagissons sous pression. Examiner ces schémas nous aide à identifier les problèmes récurrents qui freinent la croissance personnelle, nous permettant de trouver des solutions adaptées.

Réfléchis à la manière dont le stress pourrait affecter tes performances professionnelles ou tes relations. Lors de délais serrés, tu peux remarquer une tendance à te retirer de tes collègues ou à devenir trop critique envers tes propres efforts. Reconnaître ces comportements te permet de développer des stratégies ciblées d'amélioration, comme pratiquer une communication ouverte ou fixer des objectifs réalistes. Cela aide à établir des attentes plus saines pour toi-même et pour les autres, en minimisant les conflits liés au stress et en soutenant le bien-être général.

Reconnaissance des symptômes physiques

Reconnaître les symptômes physiques comme la tension ou la fatigue constitue un avertissement important pour réévaluer les états émotionnels et améliorer le bien-être général. Les manifestations physiques du stress émotionnel, telles que les maux de tête ou les tensions musculaires, signalent souvent des déclencheurs émotionnels non résolus (wadmin, 2024b). Développer une conscience de ces symptômes renforce la conscience de soi et permet aux individus de prendre des mesures proactives pour leur santé mentale.

Par exemple, tu peux ressentir une tension sur les épaules chaque fois que tu es confronté à une situation particulièrement stressante au travail. Reconnaître ce signe physique te permet d'explorer ses origines émotionnelles et d'identifier les aspects de ton environnement de travail qui déclenchent une telle réaction. Grâce à cette prise de conscience, tu peux explorer des techniques de relaxation ou demander l'aide d'un professionnel pour traiter les causes sous-jacentes, ce qui te permettra en fin de compte d'améliorer ta santé physique et émotionnelle (wadmin, 2024b).

Utilisation de l'auto-observation

Pour utiliser efficacement l'observation de soi comme outil, envisage de tenir un journal pour suivre les réactions émotionnelles et les déclencheurs correspondants. Note les moments où tes émotions semblent intensifiées, ainsi que des détails sur le contexte et les stimuli spécifiques impliqués. Avec le temps, examiner ces entrées peut révéler des schémas et apporter de la clarté sur ton paysage émotionnel.

Cette pratique encourage une compréhension plus profonde de tes déclencheurs personnels et ouvre la voie à une gestion émotionnelle plus intentionnelle. Enregistrer ces observations crée une ressource précieuse pour la réflexion, offrant des éclairages sur des schémas récurrents et te permettant de prendre des décisions intentionnelles sur la manière de répondre à différentes situations. Ce type d'introspection favorise la croissance personnelle et une plus grande acceptation de soi, conduisant à une relation plus équilibrée et harmonieuse avec tes émotions.

Dans l'ensemble, créer une conscience de soi par l'identification des déclencheurs émotionnels est essentiel pour la croissance personnelle et le bien-être. En s'observant et en réfléchissant à leurs réactions émotionnelles, les individus acquièrent des connaissances précieuses sur leurs déclencheurs, ce qui leur permet de gérer leurs émotions de manière plus responsable. Comprendre comment différents environnements et interactions influencent les niveaux d'énergie informe davantage les décisions qui correspondent aux besoins personnels.

COMPRENDRE LES VALEURS PERSONNELLES

Comprendre et identifier ses valeurs fondamentales est une étape importante pour assurer la conscience de soi et la croissance personnelle. Les valeurs fondamentales sont les principes directeurs qui façonnent notre comportement, nos décisions et notre compréhension de soi. Valoriser ces valeurs permet aux individus de développer authenticité, intégrité et résilience.

Identifier tes valeurs fondamentales peut conduire à une croissance personnelle significative, et une méthode efficace pour y parvenir est une analyse FFOM personnelle : l'évaluation de tes forces, faiblesses, opportunités et menaces. Commence par explorer tes forces, telles que les traits reflétant tes valeurs, comme la compassion, l'honnêteté ou la résilience, et comment ces qualités influencent positivement tes décisions. Ensuite, examine tes faiblesses : les domaines où ton comportement ou tes choix peuvent ne pas correspondre aux valeurs que tu aspires à défendre, comme les difficultés à rester cohérents ou à poser des limites. Les opportunités deviennent claires lorsque tu identifies des moyens de vivre de manière plus authentique, que ce soit en entretenant des relations significatives, en poursuivant des objectifs épanouissants ou en contribuant à des causes alignées avec tes convictions. Enfin, évalue les menaces, telles que les pressions extérieures, le doute de soi ou les habitudes qui pourraient t'éloigner de tes valeurs. En adoptant cette approche globale, tu acquières une compréhension plus claire de ce qui compte le plus, ce qui te permet de prendre des décisions intentionnelles, fondées sur des valeurs, qui façonnent une vie pleine de sens et alignée.

Réfléchir à la manière dont tes actions correspondent aux valeurs que tu identifies est un autre aspect fondamental pour assurer la conscience de soi.

Cette réflexion encourage les individus à vivre authentiquement, où leurs actions résonnent avec leurs croyances intérieures. Il peut aussi mettre en lumière des écarts, qui causent souvent du stress ou de l'inconfort lorsqu'il y a un désalignement. Par exemple, si quelqu'un accorde de l'importance à la famille mais privilégie constamment le travail au détriment du temps passé avec ses proches, ce décalage peut entraîner des sentiments de culpabilité ou d'insatisfaction. Évaluer régulièrement si nos actions soutiennent nos valeurs fondamentales aide à maintenir l'intégrité et à réduire les conflits internes (Perry, 2023).

Reconnaître que nos valeurs peuvent évoluer avec le temps est essentiel pour naviguer les transitions de la vie avec adaptabilité et clarté. À mesure que les gens grandissent et traversent différentes étapes de la vie, ce qui était autrefois important peut changer, donnant naissance à de nouvelles valeurs qui correspondent mieux aux réalités actuelles. Par exemple, la priorité d'un jeune adulte peut se déplacer de la réussite professionnelle vers la santé et le bien-être à mesure qu'il grandit. Comprendre que l'évolution des valeurs est naturelle permet une plus grande flexibilité et réduit la confusion face aux changements. Elle rappelle que la conscience de soi est un voyage continu, nécessitant une introspection régulière pour rester fidèle à soi-même.

S'engager avec la communauté ou ses valeurs culturelles peut approfondir la compréhension des croyances personnelles et de l'identité. Observer et interagir avec les valeurs prévalentes dans son contexte culturel ou sa communauté peut apporter des éclairages sur les influences extérieures qui façonnent les valeurs personnelles. Qu'il s'agisse de l'importance du service communautaire ou de la valeur des traditions familiales, ces normes sociales ont une influence significative sur les croyances individuelles. Reconnaître et réfléchir à la manière dont les valeurs collectives influencent les valeurs personnelles aide chacun à avoir une perspective plus large sur son identité et les influences diverses qui façonnent leurs expériences.

Créer un espace sûr pour des discussions ouvertes avec des pairs ou des mentors sur les valeurs personnelles peut faciliter ces explorations. Partager des perspectives révèle souvent de nouvelles perspectives ou renforce des croyances existantes. Participer à des activités communautaires offre également des expériences pratiques qui approfondissent votre compréhension des valeurs personnelles et communautaires.

FIXER DES OBJECTIFS PERSONNELS RÉALISTES

La conscience de soi est un outil puissant pour le développement personnel. Cela implique de comprendre tes émotions, motivations et valeurs, t'aidant à faire des choix qui correspondent à votre vrai moi. En cultivant la conscience de soi, tu gagnes en clarté sur ce qui compte vraiment, ce qui te donne le pouvoir de fixer des objectifs qui correspondent à tes priorités. Cela améliore non seulement la prise de décision, mais renforce aussi ta capacité à rester engagé envers tes objectifs.

Se fixer des objectifs qui correspondent à tes valeurs personnelles et à ta conscience de soi peut entraîner une transformation significative dans ta vie. L'un des moyens les plus efficaces pour y parvenir consiste à utiliser les critères SMART, un cadre largement reconnu pour la définition d'objectifs. SMART signifie « spécifique, mesurable, atteignable, réaliste et temporellement défini » et fournit une approche claire et structurée pour définir des objectifs. Ces éléments aident à garantir que tes objectifs sont ciblés et réalisables, facilitant ainsi le suivi des progrès. Par exemple, au lieu d'un objectif vague comme « être en meilleure santé », un objectif SMART préciserait « faire de l'exercice pendant 30 minutes, cinq jours par semaine, au cours du mois à venir. » Cela fournit une direction claire et des étapes mesurables, qui peuvent aider à maintenir la motivation et le dynamisme (*Objectifs SMART*, s.d.). Se fixer des objectifs implique d'anticiper les défis potentiels. Les obstacles sont inévitables, mais les identifier tôt t'aide à te préparer à les affronter sans frustration. Reconnaître les éventuels revers, tels que le manque de temps, le manque de ressources ou le doute de soi, te permet de développer des stratégies efficaces pour les surmonter. Cette approche renforce tes capacités à résoudre les problèmes, te permettant d'ajuster tes tactiques plutôt que d'abandonner tes objectifs lorsque des difficultés surviennent.

Un allié puissant pour poursuivre tes objectifs est le rôle des partenaires de responsabilité. Impliquer quelqu'un d'autre dans ton parcours vers la réalisation de tes objectifs ajoute des couches de motivation et d'engagement, offrant un réseau de soutien qui encourage la croissance collaborative. Cela peut être un ami, un mentor ou un groupe de soutien qui partage ou comprend tes ambitions. Quand tu sais que quelqu'un d'autre est investi dans ton succès, cela devient une quête partagée, créant un sentiment de responsabilité et d'inspiration pour aller jusqu'au bout.

Cultiver la conscience de soi est un parcours éclairant qui pose les bases du développement personnel, de la force émotionnelle et de l'acceptation de soi. Les techniques présentées dans ce chapitre permettent aux individus d'obtenir une compréhension profonde de leurs pensées, émotions et actions. Ces pratiques encouragent l'authenticité, améliorent la régulation émotionnelle et permettent aux individus d'aligner leurs comportements sur leurs valeurs fondamentales. Aborder la conscience de soi comme un voyage continu favorise une relation plus harmonieuse avec soi-même et les autres, aboutissant à une vie équilibrée et épanouissante.

Bien que la conscience de soi soit la base de la croissance personnelle, l'acceptation de soi la fait vivre en nous aidant à embrasser chaque aspect de ce que nous sommes. Dans un monde souvent influencé par les pressions sociales et les attentes extérieures, développer l'acceptation de soi nécessite de la volonté et de la compassion. Dans le prochain chapitre, nous explorerons des stratégies pratiques pour surmonter les pressions sociales, promouvoir la positivité corporelle, célébrer l'individualité et pratiquer la compassion envers soi. Ce chapitre t'invitera à remettre en question les récits limitants, à honorer ton parcours unique et à construire une base de paix intérieure et d'amour de soi qui favorise un épanouissement personnel durable.

- Développer la conscience de soi est crucial pour la croissance personnelle et l'acceptation de soi, aidant chacun à reconnaître ses pensées, émotions et réactions.

- Des techniques d'introspection comme la cartographie mentale et la clarification des valeurs guident les individus dans la découverte de leurs valeurs fondamentales, conduisant à une prise de décision plus intentionnelle.

- Les retours d'amis et de mentors de confiance peuvent éclairer les angles morts, approfondir la conscience de soi et soutenir l'apprentissage continu et l'amélioration de soi.

- Les questions réfléchies incitent à l'introspection, aidant chacun à comprendre son identité et à aligner ses actions sur ses valeurs fondamentales.

- Identifier les déclencheurs personnels et les comportements aide les individus à gérer efficacement leurs émotions et à réagir de manière plus réfléchie aux facteurs de stress.

- Réaliser une analyse FFOM personnelle permet aux individus d'examiner leurs forces, faiblesses, opportunités et menaces, offrant ainsi une clarté pour prendre des décisions fondées sur les valeurs.

- Fixer des objectifs personnels réalistes en utilisant les critères SMART garantit que les objectifs sont spécifiques, mesurables, réalisables, réalistes et temporellement définis, ce qui renforce la motivation et l'engagement.

- Engager des conversations ouvertes sur les valeurs et expériences personnelles, tout en maintenant des partenariats de responsabilité, favorise une compréhension plus profonde et encourage la croissance.

CHAPITRE 5

Cultiver l'acceptation de soi

Notre valeur ne dépend pas des attentes
de la société, mais de l'amour et de
l'acceptation que nous nous montrons

Accepter qui on est, c'est un cheminement important qui nous oblige à réfléchir à notre relation avec les attentes de la société. Dans le monde d'aujourd'hui, les attentes extérieures dictent souvent des définitions rigides de la beauté, du succès et de la valeur, créant un environnement où les individus se sentent obligés de se conformer à des standards étroits pour s'intégrer. Ces idéaux prescrits peuvent éroder la confiance en soi et obscurcir la capacité à pleinement apprécier ses qualités uniques. En lisant ce chapitre, prends le temps de réfléchir à la manière dont ces attentes sociales ont influencé ta perception de toi-même et des autres. Reconnaître leur impact est la première étape pour se libérer des limites imposées par ces idéaux irréalistes.

DÉPASSER LES PRESSIONS SOCIALES

Dans notre quête d'acceptation de soi, il est important d'examiner de plus près les normes sociétales et leur impact sur nous. La société fixe souvent des critères qui sont non seulement difficiles à atteindre, mais parfois inaccessibles, créant ainsi des attentes irréalistes. Qu'il s'agisse de l'image de la beauté parfaite présentée dans les médias ou de l'idée de réussite définie par la richesse matérielle et le statut, ces standards peuvent amener les individus, en particulier les adolescents et les jeunes adultes, à se sentir inadéquats lorsqu'ils ne sont pas atteints. Ce sentiment d'inadéquation peut s'enraciner profondément, érodant l'estime de soi et le bien-être mental d'une personne (Michot, 2023).

Reconnaître les pressions sociales auxquelles nous sommes confrontés est une première étape essentielle pour y faire face efficacement. Une fois que nous prenons conscience de ces attentes extérieures, nous pouvons commencer à les questionner et à les évaluer de manière critique. Comprendre que beaucoup de ces pressions ne reflètent pas fidèlement notre véritable valeur ou nos capacités nous permet d'aborder la croissance personnelle et l'acceptation de soi de manière plus consciente. Engager des discussions sur ces normes sociétales irréalistes peut aider les adolescents, les jeunes adultes, les parents et les éducateurs à changer de perspective et à cultiver un état d'esprit plus sain (BetterHelp Editorial Team, 2025).

Une fois que nous avons identifié ces influences, nous pouvons délibérément choisir de résister à la tentation d'y succomber. Il est essentiel de développer des stratégies de résistance, qui servent d'outils essentiels pour maintenir l'acceptation de soi et l'authenticité. Pour l'adoption, développer des compétences de pensée critique et encourager un dialogue ouvert sur ces normes peut permettre aux jeunes de remettre en question et de redéfinir ce que le succès et la beauté signifient pour eux.

Les parents et les éducateurs jouent un rôle fondamental dans la formation des perspectives des jeunes, les guidant à comprendre que la réalisation des idéaux sociétaux, tels que le succès, la richesse ou le statut social, n'est pas synonyme de valeur personnelle ni de véritable bonheur. Ils aident les jeunes à comprendre la complexité des attentes sociales, les encourageant à explorer leurs propres valeurs et passions. En favorisant un environnement de soutien qui célèbre l'individualité, les parents et les éducateurs peuvent inspirer les jeunes à privilégier leur propre estime et leur épanouissement plutôt que la validation extérieure. Ces conseils sont importants pour aider la jeune génération à comprendre que le véritable contentement vient souvent de l'intérieur plutôt que de se conformer aux normes prescrites ou de mesurer leur estime de soi selon les normes sociales. Grâce à une communication ouverte, au mentorat et au renforcement positif, ils peuvent cultiver la résilience et la conscience de soi chez les jeunes, leur donnant ainsi les moyens de suivre des voies authentiques qui correspondent à leur identité unique.

Développer des définitions personnalisées du succès et de la beauté est un autre aspect clé de ce parcours vers l'acceptation de soi. Le succès n'a pas à être lié à des critères sociétaux tels que des emplois bien rémunérés ou un statut social. Au contraire, il peut s'agir d'atteindre des objectifs personnels, de trouver de la joie dans des loisirs ou de nourrir des relations significatives. De même, redéfinir la beauté pour inclure des types de corps et des expressions variés peut considérablement renforcer l'estime de soi. Le passage de la validation externe à la satisfaction intérieure favorise une meilleure perception de soi et une meilleure acceptation.

Construire la confiance grâce à ces nouvelles définitions est un processus continu. Se concentrer sur les forces personnelles et célébrer les petites réussites permet aux individus de créer en eux un sentiment de fierté et de satisfaction. Se donner du pouvoir avec des affirmations positives et s'entourer d'influences de soutien peut renforcer encore cet état d'esprit. Il s'agit de renforcer l'idée que l'estime de soi est inhérente et non dépendante du respect de critères externes.

Le soutien communautaire est essentiel pour aider les individus à se sentir moins seuls dans leurs difficultés. Se connecter avec des pairs, mentors ou groupes de soutien partageant les mêmes idées apporte du réconfort et des expériences partagées. Cela garantit un environnement où chacun peut s'exprimer librement sans crainte d'être jugé, renforçant ainsi un sentiment d'appartenance. Ces communautés peuvent servir d'espaces sûrs pour échanger des idées, partager des défis et célébrer ensemble leurs réussites. Imagine quelqu'un qui déménage dans une nouvelle ville, enthousiaste à l'idée de ce nouveau départ mais se sentant d'abord un peu perdu et seul. Il ne connait encore personne, et l'environnement inconnu rend difficile de se sentir connecté. Cependant, il décide alors de rejoindre un groupe local pour les nouveaux venus ou un réseau professionnel. Soudain, il commence à rencontrer des gens qui comprennent ce qu'il vit, des personnes qui ont été dans la même situation et qui peuvent lui donner des conseils ou simplement l'écouter.

En discutant avec les autres, il commence à se sentir à l'aise, sachant qu'il n'est pas seul pour aborder ce nouveau chapitre. Le groupe devient un espace sûr où il peut partager ses défis, célébrer ses petites victoires et apprendre les uns des autres. Au fil du temps, ces nouvelles amitiés l'aident à se sentir vraiment intégré, lui apportant le soutien et la confiance dont il a besoin pour s'épanouir dans sa nouvelle ville.

TECHNIQUES DE POSITIVITÉ CORPORELLE

Dans la société actuelle, l'idée de positivité corporelle est apparue comme un mouvement puissant qui encourage les individus à apprécier tous les types de corps et expériences professionnelles. La positivité corporelle consiste à reconnaître la beauté dans la diversité, une idée qui remet en question les standards de beauté de longue date de la société. Reconnaître cette vérité est crucial pour les personnes cherchant à s'accepter dans un monde dominé par des messages médiatiques persistants. Promouvoir la positivité corporelle aide les individus à apprécier leur singularité, les encourageant à se valoriser de manière plus holistique plutôt que de se conformer à un idéal étroit.

Un moyen efficace d'encourager l'amour-propre et une image corporelle saine consiste à intégrer des rituels quotidiens qui célèbrent son corps. Ces rituels peuvent être des pratiques simples mais significatives qui encouragent l'appréciation de soi. S'engager dans des activités telles que la peinture, la pratique du Tai Chi ou la réflexion sur des objectifs personnels et des étapes importantes peut renforcer une perception saine de soi. Par exemple, commencer la journée par un exercice de gratitude axé sur le corps, comme reconnaître la force de ses jambes ou la chaleur d'un sourire, peut déplacer l'attention des défauts perçus vers l'appréciation de ce que le corps permet de faire. Pratiquer de tels rituels crée constamment une relation bienveillante avec soi-même et renforce l'estime de soi avec le temps.

S'appuyant sur cette base d'amour de soi, une autre étape importante pour encourager l'acceptation de soi consiste à comprendre et identifier les déclencheurs de l'image corporelle négative. La conscience de ces déclencheurs permet aux individus de gérer de manière proactive leurs réponses et de développer des stratégies d'adaptation. Comme nous l'avons évoqué dans le chapitre précédent, les déclencheurs peuvent aller de certains comptes sur les réseaux sociaux à des activités particulières qui incitent à se comparer aux autres ou à être insatisfait. Identifier ces déclencheurs permet soit de réduire leur exposition, soit de les aborder avec une perspective plus critique. La mise en œuvre de changements, comme la création d'un environnement numérique plus sain ou l'engagement dans des communautés solidaires, favorise la résilience et atténue les effets de ces influences négatives (*How Can We Protect*, s.d.).

De plus, adopter l'idée que la beauté est subjective est essentiel pour renforcer l'estime de soi. Remettre en question les idéaux conventionnels promus par les médias et la publicité permet aux individus de redéfinir la beauté de manière plus inclusive et personnelle. La beauté va au-delà de l'apparence physique pour inclure des qualités telles que la gentillesse, l'intelligence et la créativité. Mettre l'accent sur les attributs intérieurs en parallèle avec les attributs extérieurs élargit la portée de la beauté et permet aux individus de se considérer comme précieux, indépendamment des normes extérieures (*Why Body Positivity Is Important*, 2024).

Nous devons passer de l'apparence aux qualités intérieures, telles que la gentillesse, la créativité et la force, qui nourrissent un sentiment d'estime de soi plus profond et plus durable. Par exemple, au lieu de nous fixer sur notre apparence dans un miroir, nous pouvons célébrer la façon dont nous montrons de la gentillesse envers un ami dans le besoin ou comment notre créativité aide à résoudre un problème au travail. Si l'apparence peut changer, les qualités intérieures restent constantes, nous permettant de nous apprécier tels que nous sommes vraiment. Valoriser la gentillesse nous aide à reconnaître notre impact sur les autres, la créativité encourage l'expression de soi, et la force renforce la résilience face aux défis. Ce changement renforce non seulement l'amour de soi et la confiance en soi, mais renforce aussi nos relations en nous encourageant à apprécier les qualités intérieures des autres.

La positivité corporelle est une expérience puissante qui permet aux individus de célébrer leur individualité et de redéfinir les normes conventionnelles de la beauté. Elle encourage l'amour de soi à travers des rituels quotidiens, renforce la résilience face aux pressions sociales et célèbre la diversité des expériences humaines. Au-delà de remettre en question les standards étroits de beauté, la positivité corporelle milite pour la représentation, l'inclusivité et des conversations ouvertes sur l'estime de soi et la santé mentale. En valorisant notre corps pour ses forces et en embrassant l'originalité, nous remettons en question les standards de la société et inspirons les autres.

CÉLÉBRER L'INDIVIDUALITÉ

Embrasser tes qualités uniques est bien plus qu'une transformation personnelle, c'est un parcours puissant qui peut considérablement enrichir ta vie. Lorsque tu commences à reconnaître et à accepter les traits qui te définissent, tu te libères de la pression de la comparaison et ouvres la porte à une plus grande confiance en soi, à une plus grande estime de soi et à un profond sentiment d'identité. Ce parcours ne consiste pas seulement à reconnaître qui tu es, mais aussi à célébrer les qualités uniques qui font de toi une personne unique. Ce faisant, tu poses les bases d'une vie plus authentique et épanouissante.

Reconnaître son vrai moi

Adopter tes qualités uniques peut grandement améliorer ton expérience de vie. La première étape essentielle de ce parcours est de reconnaître les traits qui définissent qui tu es. En reconnaissant ces qualités personnelles, tu t'accordes la permission de valoriser ton individualité, sans la pression de la comparaison. Cet acte d'acceptation de soi suscite la confiance et renforce l'estime de soi, posant les bases d'une identité résiliente et inébranlable.

ÉTAPES POUR EMBRASSER VOTRE SINGULARITÉ

1. **Identifie tes caractéristiques distinctes :** commence par identifier les caractéristiques spécifiques qui te rendent unique. Cela implique de l'introspection et de la réflexion, ce qui te permet de voir les traits qui t'ont façonné en la personne que tu es aujourd'hui. Lorsque tu comprends ces qualités, tu peux commencer à apprécier la véritable essence de toi-même.

2. **Mets-toi au défi d'explorer de nouvelles expériences :** sortir de ta zone de confort est vital pour grandir. Poursuis de nouvelles expériences pour découvrir des talents cachés et élargir ta compréhension de ce qui te touche. Que ce soit en te lançant un nouveau passe-temps, comme apprendre un instrument, ou essayer une forme d'exercice différente, chaque nouvelle aventure peut offrir des informations précieuses sur tes capacités et centres d'intérêt.

3. **Engage-toi dans l'expression créative :** les activités créatives offrent un excellent moyen d'embrasser l'individualité. Des activités comme la peinture, l'écriture ou la musique te permettent d'exprimer tes pensées et émotions intérieures. Ces formes artistiques servent non seulement de moyen d'expression personnelle, mais te permettent aussi de projeter votre identité unique aux autres, renforçant ainsi votre authenticité

Célébrer ta singularité

Célébrer ta singularité signifie apprécier à la fois ta beauté intrinsèque et tes traits physiques distinctifs. Il s'agit de se voir sous un jour plus profond, au-delà des standards conventionnels de beauté. Reconnaître et accepter ces traits nourrit une vision compatissante de soi-même, renforçant son image de soi. En acceptant ta singularité, tu commences à apprécier que ce qui pourrait être perçu comme des imperfections est en réalité des éléments essentiels de ce qui fait de toi une beauté distincte.

CONSEILS POUR EMBRASSER TA SINGULARITÉ

1. **Identifie tes intérêts et passions personnels :** commence par réfléchir aux activités et sujets qui retiennent ton attention : quels sont les sujets qui te passionnent le plus ? Ces centres d'intérêt pointent souvent vers des aspects plus profonds de ton vrai moi et peuvent te guider vers des expériences qui offrent satisfaction et but.

2. **Utilise l'expression créative comme outil de découverte :** des exutoires créatifs, comme le dessin, la sculpture ou la danse, te permettent d'explorer et de communiquer ton identité. Il n'y a pas de bien ou de mal en matière de créativité, seulement l'expression personnelle. Expérimenter différentes formes d'art peut débloquer des talents cachés et approfondir ton lien avec toi-même.

3. **Affine et nourris tes capacités uniques :** prends le temps de développer les forces qui te distinguent des autres. Réfléchis aux compétences où tu te sens le plus confiant et investis dans leur perfectionnement. Ces capacités peuvent mener à l'épanouissement personnel et à la réussite dans divers domaines de la vie. Célébrer même les plus petites réussites renforce la valeur de ton individualité et encourage une croissance continue.

Vivre de manière authentique

Célébrer ton individualité va au-delà de l'introspection et de la joie personnelles, cela englobe la façon dont tu vis ta vie et dont tu t'engages avec les autres. Vivre sincèrement implique d'aligner ses actions avec ses valeurs et croyances fondamentales. Cette authenticité crée des liens authentiques avec ceux qui t'entourent et attire des relations qui élèvent et soutiennent ton moi authentique.

À mesure que tu gagnes en confiance en toi, tu attires naturellement des personnes qui apprécieront et honoreront ta singularité. Être en compagnie de ces personnes renforce ton chemin vers l'acceptation de soi et crée un environnement de soutien propice au développement personnel continu.

Valoriser tes qualités uniques est une tâche profondément gratifiante qui non seulement renforce ton estime de soi, mais ouvre aussi des portes à l'avancement et à la satisfaction. En reconnaissant et en nourrissant ton individualité, tu entreprends un chemin qui mène à une existence plus authentique. Entoure-toi de ceux qui défendent ton chemin, et reste ouvert à découvrir de nouveaux aspects de toi-même au fil du chemin. En insistant à reconnaître qui tu es vraiment, tu construis une confiance inébranlable qui transparaît dans chaque aspect de ta vie.

PRATIQUER L'AUTO-COMPASSION

La compassion envers soi-même est essentielle pour notre bien-être émotionnel et pour apprendre à nous accepter tels que nous sommes. Il s'agit de se traiter avec la même attention et la même gentillesse que tu offrirais à un bon ami, surtout quand la vie devient difficile. Plutôt que de tomber dans le piège de l'autocritique sévère, l'auto-compassion t'encourage à aborder tes difficultés avec patience, compréhension et empathie. En adoptant cet état d'esprit, tu peux prendre soin de ta santé mentale, développer ta résilience et renforcer ton estime de toi-même.

L'auto-compassion ne consiste pas seulement à être indulgent envers soi-même lorsque les choses vont mal, mais aussi à prendre des habitudes qui t'aident à reconnaître et à accepter pleinement votre humanité, avec toutes ses forces et ses imperfections. C'est un moyen puissant de contrer les pensées négatives, de renforcer ton estime de soi et de développer une image de toi-même plus saine et plus positive. Tu trouveras ci-dessous quelques mesures pratiques que tu peux prendre pour intégrer davantage d'auto-compassion dans ta routine quotidienne, ce qui t'aidera à grandir émotionnellement et à approfondir l'amour que tu te portes.

Affirmations positives

Les affirmations positives sont des outils puissants pour remodeler ton discours intérieur. Crée une liste d'affirmations qui résonnent en toi et reflètent tes forces, tes valeurs et ta croissance personnelle. Ces affirmations te rappellent ta valeur intrinsèque, t'aidant à rester ancré dans une image positive de toi-même.

Prends l'habitude de répéter ces affirmations tout au long de la journée, notamment lors de moments de doute ou lorsque tu fais face à des défis. Par exemple, dis-toi : « Je mérite l'amour et le respect » ou « Je suis capable de surmonter les obstacles, et chaque revers est une leçon de résilience. » Avec le temps, ces affirmations aideront à modifier ton récit intérieur, encourageant un état d'esprit d'autonomisation et de compassion.

AFFIRMATIONS POSITIVES

Voici 15 affirmations puissantes pour élever ton état d'esprit et transformer ton dialogue intérieur

1. Je mérite l'amour, la réussite et la joie
2. J'ai la force d'accomplir n'importe quel objectif que je poursuis
3. J'ai foi en ma capacité à prendre des décisions qui servent mes intérêts
4. Chaque jour, je cultive plus de force et de résilience
5. Je libère mes peurs et accueille l'assurance en moi
6. Je prends en main mes émotions et mes schémas de pensée
7. Je mérite toutes les bénédictions qui me sont offertes
8. Je choisis consciemment de rejeter la négativité et de me concentrer sur le positif
9. Je reconnais mon potentiel et j'ai confiance en ma capacité à réaliser mes rêves
10. Je suis suffisant tel que je suis
11. J'embrasse mon parcours unique et j'honore mon individualité
12. Je m'engage à nourrir mon bonheur et mon bien-être
13. J'attire l'énergie positive et les opportunités inspirantes
14. J'apprends des défis et je les utilise comme tremplins pour progresser

15. Je célèbre mes progrès et reconnais mes réussites, aussi petites soient-elles

Pratiques de bienveillance envers soi

La gentillesse envers soi, c'est se traiter avec le même soin et la même compréhension que tu accorderais à un ami. L'une des meilleures façons de pratiquer la bienveillance envers soi est d'intégrer dans ta routine quotidienne des activités qui t'apportent joie, détente et paix. Que ce soit lire un livre, faire une promenade en nature, pratiquer un hobby ou simplement écouter ta musique préférée, privilégie les moments qui rechargent ton énergie émotionnelle.

La gentillesse envers soi signifie aussi accepter ses imperfections et erreurs sans jugement sévère. Il est essentiel de reconnaître qu'être humain comporte des hauts et des bas, et personne n'est à l'abri des erreurs. Au lieu de se concentrer sur les échecs, pratique un dialogue intérieur doux et le pardon. Cela aide à développer la résilience et renforce ta capacité à te présenter avec amour et compréhension, même dans les moments difficiles.

Pratique de la gratitude

La gratitude peut être un outil puissant pour cultiver un état d'esprit positif. À la fin de chaque journée, prends un moment pour réfléchir à trois choses pour lesquelles tu es reconnaissant. Ce ne sont pas forcément des événements monumentaux. De petites choses, comme une tasse de thé chaud, une interaction gentille ou un moment de paix, comptent aussi. Se concentrer sur la gratitude aide à reformuler ta perspective, t'encourageant à voir la vie à travers un prisme d'appréciation plutôt que par rareté ou autocritique.

Au fil du temps, pratiquer la gratitude permet de prendre l'habitude de remarquer les aspects positifs de ta vie, même lors des journées difficiles. Cela t'encourage à adopter une perspective plus compatissante envers toi-même et de ta situation, en te rappelant que tu es soutenu et aimé par le monde qui t'entoure, ainsi que par toi-même.

Voici quelques conseils différents que tu peux suivre pour encourager la gratitude :

- **Boîte à gratitude :** garde une boîte où tu écris ce pour quoi tu es reconnaissant et ajoute un mot à chaque fois qu'il se passe quelque chose de positif. Réutilise la boîte quand tu as besoin de te remonter le moral.

- **Journal quotidien de gratitude :** note trois à cinq choses pour lesquelles tu es reconnaissant chaque jour. Concentre-toi sur les grands et petits moments.

- **Lettres de gratitude :** écris une lettre à quelqu'un qui a eu un impact positif sur ta vie. Exprime ta gratitude et ton appréciation pour leur influence.

- **Partage de gratitude :** partage chaque jour quelque chose pour lequel tu es reconnaissant avec un ami ou un membre de la famille. Cela renforce ta connexion et renforce la pensée positive.

ACTIVITÉ DE LETTRE DE GRATITUDE

Pense à quelqu'un dans ta vie qui a fait une différence, peut-être un ami qui te soutient toujours, un professeur qui croyait en toi, un membre de ta famille qui te soutient, ou même quelqu'un qui t'a montré de la gentillesse quand tu en avais le plus besoin.

Maintenant, écris-lui une lettre pour exprimer ta gratitude. Voici quelques éléments que tu peux inclure :

- Commence par un salut chaleureux et explique-lui pourquoi tu écris

- Mentionne un moment précis où il t'a aidé, encouragé ou inspiré

- Décris comment ses actions t'ont impacté :

  - ☐ A-t-il amélioré ta journée ?
  - ☐ A-t-il augmenté ta confiance en toi ?
  - ☐ T'a-t-il aidé à traverser une période difficile ?

- Fais-lui savoir ce qu'il représente pour toi et pourquoi tu es reconnaissant de l'avoir dans ta vie
- Termine avec de la reconnaissance et un message bienveillant. Tu peux lui souhaiter bonne chance, lui proposer de lui rendre la pareille ou simplement lui dire à quel point tu l'apprécies.

____

____

____

____

____

____

____

____

____

Les ruptures de l'auto-compassion

Tout au long de la journée, fais des pauses intentionnelles pour prendre des nouvelles de toi-même. Ces « pauses d'auto-compassion » sont des moments où tu fais une pause, prends une profonde inspiration et évalues ce que tu ressens. Pendant ces moments, reconnais tout inconfort émotionnel sans jugement. Au lieu de forcer ou de te critiquer pour être contrarié, traite-toi avec compassion. Rappelle-toi qu'il est normal de vivre des difficultés et que tu n'as pas besoin d'être parfait pour mériter l'amour et les soins.

Ces pauses peuvent être aussi simples que sortir pour prendre l'air, faire une courte promenade ou pratiquer des exercices de respiration profonde. Avec le temps, ces moments aident à créer une habitude de prendre soin de soi qui facilite la gestion du stress et de l'inconfort émotionnel.

Poser des limites avec compassion

Une partie de la pratique de la compassion envers soi consiste à établir des limites saines pour protéger ton bien-être émotionnel. Cela signifie reconnaître quand il faut dire non ou limiter son implication dans des situations qui épuisent ton énergie. Poser des limites ne consiste pas à être égoïste. Il s'agit de reconnaître que ton bien-être compte et que tu mérites d'avoir de l'espace pour te ressourcer.

Lorsque tu communiques tes limites, fais-le avec bienveillance et clarté. Cela te permet de prendre soin de tes propres besoins tout en respectant les attentes des autres. Pratiquer la pose de limites avec compassion encourage les relations plus saines pour les âges, tant avec soi-même qu'avec les autres. Cela sera discuté plus en détail au chapitre 6.

Système de soutien et connexion

Construire un solide réseau de soutien, incluant amis, famille ou mentors, est un autre aspect important de l'auto-compassion. Il est essentiel de s'entourer de personnes qui t'élèvent, valident tes sentiments et encouragent ta croissance. S'engager avec les autres te rappelle que tu n'es pas seul dans tes expériences, et cela offre des occasions de partager tes vulnérabilités et d'offrir du soutien en retour.

Prends l'habitude de contacter ton réseau de soutien, que ce soit pour des conseils, du réconfort ou simplement une conversation amicale. Des liens sains te rappellent qu'être bienveillant envers soi-même ne signifie pas tout faire seul, il s'agit d'embrasser la communauté et de se laisser soutenir.

Intégrer ces pratiques dans ta routine ne consiste pas à atteindre la perfection. Il s'agit de créer une relation compatissante et bienveillante avec soi-même. Plus tu t'engages dans ces petits pas, plus tu remarqueras un changement dans ta perception et ta façon de te traiter. Grâce à la patience, la compassion envers soi devient une réponse naturelle, t'équipant de la force émotionnelle et de la sérénité nécessaires pour affronter les défis et les triomphes de la vie. Cette approche encourage un sentiment de calme intérieur et d'acceptation, te donnant le pouvoir d'affronter les défis de la vie avec douceur et confiance.

Après avoir exploré l'impact des attentes sociétales, il est temps d'examiner l'influence de la pression des pairs sur notre cheminement vers l'acceptation de soi. La dynamique des relations entre pairs façonne souvent nos choix, notre image de soi et nos limites, rendant essentiel de comprendre comment ces interactions affectent notre sentiment de soi. Le chapitre 6, « Gérer la pression des pairs », propose des stratégies concrètes pour une communication efficace, renforcer l'affirmation et favoriser des relations positives. Il aborde également la manière de reconnaître et de gérer les influences négatives, te donnant les moyens de créer un environnement social favorable qui correspond à tes valeurs et favorise une croissance authentique.

- Embrasser l'acceptation de soi signifie réfléchir à la manière dont les attentes sociales façonnent notre perception de nous-mêmes, nous poussant souvent à nous conformer à des idées étroites de beauté, de réussite et de valeur.

- Se libérer des pressions sociales implique de reconnaître et de remettre en question ces normes irréalistes afin de privilégier notre fidélité envers soi-même plutôt que de chercher une approbation extérieure.

- Les parents et les éducateurs sont essentiels pour aider les jeunes à comprendre leur valeur, les guidant à définir le succès et la beauté selon leurs propres termes, plutôt que selon les standards de la société.

- Définir le succès et la beauté pour nous-mêmes aide à construire l'acceptation de soi et apporte un sentiment de satisfaction intérieure, en se concentrant sur ce qui compte vraiment : les objectifs personnels et les liens significatifs.

- Renforcer la confiance à travers des affirmations positives, la reconnaissance de nos forces et la célébration de nos victoires peut renforcer la conviction que notre valeur est inhérente.

- Le soutien d'une communauté, qu'il s'agisse d'amis, de pairs ou de mentors, apporte du réconfort, un sentiment d'appartenance et des expériences partagées qui contribuent à renforcer l'acceptation de soi.

- Adopter la positivité corporelle nous encourage à aimer notre singularité, à remettre en question les normes traditionnelles de beauté et à nous rappeler que la beauté est différente pour chacun.

- Pratiquer l'auto-compassion signifie se traiter avec bienveillance dans les moments difficiles, poser des limites saines et s'entourer d'un cercle de soutien pour nourrir notre bien-être émotionnel.

CHAPITRE 6

Gérer la pression des pairs

La véritable autonomisation surgit lorsque
nous mettons nos valeurs en premier, en
lâchant la pression de nous conformer et en
laissant notre moi authentique s'épanouir

Gérer la pression des pairs est un parcours que nous traversons tous, en particulier durant les années formatrices de l'adolescence et du début de l'âge adulte. La pression des pairs peut surgir dans divers contextes, des couloirs de l'école aux cercles sociaux en ligne, chacun présentant des défis uniques qui mettent à l'épreuve notre capacité à rester authentique face aux influences extérieures. C'est un moment où l'envie de se conformer entre fréquemment en conflit avec nos convictions fondamentales, rendant l'expérience de la gestion de ces pressions à la fois complexe et essentielle.

Reconnaître les subtilités dont l'influence des pairs influence la prise de décision et l'identité de soi est essentiel pour apprendre à gérer efficacement ces situations. Cependant, derrière ce défi se cache une opportunité de croissance et de résilience, qui nous aide à renforcer notre voix intérieure et notre identité, même lorsque nous sommes entourés de perspectives et d'attentes diverses.

STRATÉGIES DE COMMUNICATION

Exprimer ses pensées et ses sentiments de manière calme et affirmée est important pour gérer la pression des pairs. Des compétences de communication efficaces permettent aux individus de partager clairement leurs expériences, évitant ainsi les conflits et les malentendus. Dans cette section, nous allons explorer différentes stratégies, offrant des conseils pratiques aux jeunes, aux parents, aux éducateurs et aux professionnels du bien-être.

L'écoute active est essentielle pour une communication réussie. Cela implique un engagement total avec un intervenant, et quand on écoute activement, on n'entend pas seulement des mots. On interprète les émotions, l'intention et le sens derrière ces mots. Cette approche permet de formuler une réponse réfléchie plutôt qu'une réaction impulsive. Par exemple, maintenir le contact visuel et hocher la tête de temps en temps montre à l'interlocuteur que tu es investi dans la conversation. Fournir des affirmations verbales comme « Je vois ce que tu veux dire » ou « Cela a du sens » renforce également cet engagement, créant un espace où les deux parties se sentent entendues et valorisées (Robinson et al., 2025). Nous allons plus loin dans l'écoute active au chapitre 9.

Utiliser des phrases en « je » est une autre technique puissante qui garantit une communication honnête tout en réduisant les blâmes. Des phrases comme « Je m'inquiète quand... » permet aux personnes de partager leurs points de vue sans paraître accusateurs. Cette approche favorise une conversation plus ouverte et non défensive, encourageant un dialogue constructif. Cela aide les gens à exprimer comment certaines actions les affectent personnellement, créant un espace pour l'empathie et la compréhension. Par exemple, au lieu de dire « Tu ne m'écoutes jamais », ce qui pourrait déclencher une défensive, on pourrait dire : « Je me sens ignoré quand mes suggestions ne sont pas prises en compte. » Ce simple changement de langage peut considérablement améliorer la communication et conduire à des échanges plus significatifs (Stef, 2023).

Pratiquer l'affirmation est essentiel pour maintenir ses croyances et ses limites tout en interagissant respectueusement avec les autres. Être assertif signifie exprimer ses besoins et désirs de façon claire et assurée, sans minimiser ni porter atteinte aux droits des autres.

Des techniques comme la cartographie de l'empathie t'aident à comprendre à la fois ton point de vue et les émotions, besoins et préoccupations des autres. Par exemple, imagine que tu dois dire à un collègue que ses fréquentes interruptions pendant les réunions t'empêchent de participer. Avant d'aborder le sujet, crée une carte d'empathie :

- **Réfléchis :** que pourrait penser ton collègue de son comportement ? Peut-être pense-t-il que ses interruptions témoignent d'enthousiasme ou d'expertise.

- **Ressens :** il peut se sentir dévalorisé s'il estime que sa contribution n'est pas valorisée.

- **Parle :** il pourrait montrer une attitude défensive s'il est abordé trop directement.

- **Fais :** il pourrait interrompre à nouveau sans en réaliser l'impact.

Grâce à cette carte d'empathie, tu peux élaborer une réponse qui reconnaît ses intentions tout en affirmant tes besoins. Tu pourrais dire : « J'apprécie votre enthousiasme lors des réunions, mais j'ai remarqué que lorsque vous intervenez, il peut m'être difficile de partager mon point de vue. Je voudrais m'assurer que nous ayons tous les deux des opportunités de contribuer. » Cette méthode t'aide à exprimer tes sentiments tout en tenant compte des pensées de tes collègues, ce qui conduit à des résultats positifs pour tous les participants.

Maintenant, lorsqu'il s'agit de s'assurer que nos messages sont fidèlement interprétés, l'importance de la communication non verbale ne peut être sous-estimée. Le langage corporel, les expressions faciales et d'autres indices non verbaux peuvent souvent parler plus puissamment que les mots. Des gestes positifs, tels que maintenir une posture ouverte, un contact visuel stable et un sourire chaleureux, peuvent renforcer le message et aider à renforcer la confiance. En revanche, des signaux négatifs comme les bras croisés, éviter le contact visuel ou les mouvements agressifs peuvent saper ce que nous essayons de transmettre et créer de la confusion. Par exemple, si quelqu'un dit qu'il est ouvert aux retours mais affiche un langage corporel fermé, cela peut sembler malhonnête. Être conscient et gérer ces signaux non verbaux peut significativement améliorer la communication et contribuer à des relations plus fortes et positives (Stef, 2023).

Appliquer ces techniques dans les conversations quotidiennes permet aux individus de gérer plus efficacement la pression exercée par leurs pairs. Que ce soit avec tes amis, ta famille ou tes enseignants, pratiquer l'écoute active, utiliser des phrases commençant par « je », faire preuve d'assertivité et maîtriser la communication non verbale peut t'aider à résoudre les malentendus et à renforcer tes liens. Ces compétences sont essentielles pour résister aux influences négatives et construire des relations significatives et solidaires qui respectent les idées et perspectives de chacun.

CONSTRUIRE L'AFFIRMATION

La capacité à exprimer ses émotions et à défendre ses besoins est essentielle pour gérer efficacement l'influence des pairs. Reconnaître les droits individuels dans les contextes sociaux est la première étape vers cet autonomisation. Comprendre que chacun a le droit d'exprimer ses propres pensées et émotions sans être jugé ou rabaissé peut être extrêmement libérateur. Ce sentiment d'avoir droit à ses propres sentiments aide les individus à rester fermes dans leur identité et à conserver confiance en eux face à des opinions divergentes de la part de leurs pairs.

Comprendre les droits dans les contextes sociaux

Une partie essentielle de la compréhension de tes droits consiste à identifier où ils se croisent avec les autres. Les contextes sociaux brouillent souvent ces frontières, rendant difficile de discerner quand s'affirmer. En reconnaissant que les perspectives de chacun ont de la valeur mais ne sont pas intrinsèquement supérieures, les gens peuvent interagir sans se sentir diminués. Il est donc important d'apprécier l'équilibre entre s'affirmer et écouter les autres, car le respect mutuel favorise un environnement où toutes les voix peuvent être entendues.

Le rôle du jeu de rôle

Les scénarios de jeu de rôle offrent des moyens pratiques de s'entraîner à gérer la pression entre pairs et d'exprimer tes besoins personnels. Simuler des rencontres réelles dans un cadre contrôlé te permet d'acquérir une expérience précieuse et de réduire l'anxiété liée à ces situations. Par exemple, s'entraîner à refuser certaines demandes ou à exprimer clairement ses préférences personnelles peut rendre ces décisions moins intimidantes dans des situations réelles. Le jeu de rôle offre l'occasion d'expérimenter différentes réponses, aidant chacun à découvrir ce qui lui semble le plus authentique et efficace. Imagine un scénario où un groupe d'amis pousse quelqu'un à assister à une fête qui ne le met pas à l'aise. Dans un exercice de jeu de rôle, l'individu s'entraîne à répondre avec assurance : « Merci de m'avoir invité, mais je vais passer mon tour cette fois-ci. » Ils peuvent aussi répéter en redirigeant la conversation en suggérant une activité alternative, comme : « Que dirais-tu qu'on se voit une autre fois et de faire quelque chose que nous aimons tous ? » Pratiquer ce scénario leur permet d'expérimenter leur ton, leur langage corporel et leur choix de mots, gagnant finalement la confiance nécessaire pour affirmer authentiquement leurs besoins face à des pressions similaires dans la vie réelle.

Établir des limites personnelles

Établir délibérément des limites personnelles est essentiel pour se protéger contre les influences nuisibles. Ces limites servent de guide pour déterminer quels comportements et interactions sont acceptables, garantissant que les individus ne compromettent pas leur estime de soi ou leur indépendance. Fixer des limites implique de reconnaître ses limites et de les communiquer clairement aux autres. Par exemple, si un ami suggère de s'engager dans des activités qui contredisent les valeurs personnelles, exprimer son malaise et poser des limites claires renforcent leur estime de soi et démontrent un engagement envers ses principes. Établir des limites nécessite une réflexion et une adaptation continues. À mesure que les circonstances de la vie changent, la nécessité de certaines limites peut aussi évoluer. Revoir et réévaluer régulièrement ces limites garantit qu'elles continuent à servir votre bien-être mental. Si elles sont maintenues efficacement, elles deviennent un outil puissant pour nourrir l'autonomie et promouvoir une vie équilibrée. Pratiquer la fixation des limites permet aux individus de se créer des espaces où ils se sentent en sécurité et respectés, ce qui est un élément fondamental du soin de soi et de la santé mentale.

Communiquer efficacement les limites

Par exemple, les limites peuvent impliquer de fixer des limites sur le temps que tu es prêt à accorder aux autres ou de définir quand tu as besoin d'espace personnel. Des phrases comme « J'ai besoin de temps pour moi » ou « Je ne peux pas aider pour ça en ce moment, mais merci de demander » peuvent être des moyens clairs d'exprimer ces limites. Les limites peuvent aussi impliquer de limiter l'implication émotionnelle ou financière dans les relations, comme dire : « Je ne suis pas à l'aise pour discuter de ce sujet » ou « J'ai atteint ma limite pour te soutenir financièrement ». Des limites doivent être posées lorsque tu sens que tes besoins sont négligés ou lorsque les comportements des autres commencent à empiéter sur ton espace personnel, ton énergie ou tes ressources. Par exemple, si tu remarques qu'un ami demande sans cesse des faveurs ou du soutien émotionnel sans en rendre la pareille, il est important de poser une limite. Tu pourrais dire : « J'ai remarqué que je consacre beaucoup de temps et d'énergie à cette relation, et j'ai besoin d'une dynamique plus équilibrée. » De même, si le comportement d'un ami commence à te mettre mal à l'aise, tu pourrais affirmer : « Je dois mettre une limite ici parce que j'ai l'impression d'être exploité. » Identifier quand ces schémas apparaissent et poser des limites au bon moment est essentiel pour maintenir des relations saines et respectueuses tout en protégeant votre bien-être.

Gestion constructive des conflits

Dans une société où les attentes peuvent remettre en question l'individualité, il est important de gérer les conflits tout en restant fidèle à ses convictions.

Gérer les désaccords de manière constructive est une autre compétence qui renforce la pensée critique et l'appréciation des opinions diverses. Aborder les conflits avec un esprit ouvert encourage le dialogue plutôt que la confrontation. Cela implique d'écouter activement les points de vue opposés et de chercher à comprendre plutôt que de simplement réfuter. Prendre conscience des différentes perspectives présentées lors des désaccords garantit un environnement collaboratif où les solutions peuvent émerger du respect mutuel.

Développement des compétences en communication

Développer des compétences efficaces en communication et en résolution de conflits est essentiel pour promouvoir des relations saines et maintenir le bien-être personnel. Cela peut impliquer l'utilisation de techniques telles que l'écoute active et le paraphrasage afin de s'assurer que les deux parties se sentent entendues et comprises. Il est également essentiel de gérer les conflits avec un calme, en se concentrant sur le sujet plutôt que de personnaliser le désaccord. Cette approche aide à minimiser l'escalade émotionnelle et encourage une meilleure prise de conscience des biais et des suppositions personnelles qui pourraient façonner votre perspective.

Les avantages de la résolution constructive des conflits

La résolution constructive des conflits renforce les compétences interpersonnelles et favorise des relations plus solides au fil du temps. Elle encourage les individus à adopter la diversité, en reconnaissant que la diversité des expériences et des croyances contribue à une compréhension plus globale du monde. Gérer avec succès ces discussions renforce la capacité de défendre des convictions personnelles tout en respectant les droits des autres.

Soutenir la conscience de soi et la résilience

Créer un environnement qui favorise la conscience de soi et la résilience est fondamental pour soutenir ces stratégies. Développer une forte conscience de soi permet aux individus d'identifier les déclencheurs personnels et les domaines où ils pourraient nécessiter un renforcement de l'assertivité. S'engager dans des activités thérapeutiques peut révéler des motivations et des peurs sous-jacentes qui entravent l'affirmation, ouvrant la voie à une communication plus claire et à une auto-défense. La résilience fonctionne de pair avec l'affirmation, offrant aux individus la force émotionnelle nécessaire pour résister aux pressions extérieures. Développer la résilience signifie apprendre des défis et les voir comme des opportunités de croissance plutôt que comme des échecs. En se concentrant sur le renforcement de leur force intérieure, les individus deviennent mieux équipés pour tenir bon face aux influences extérieures, ce qui, à son tour, renforce leur confiance en eux-mêmes.

IDENTIFICATION DES RELATIONS POSITIVES

Alors que nous faisons face à la pression des pairs et aux défis de la vie, il est essentiel de reconnaître et d'investir dans des relations qui favorisent la croissance personnelle. Des amitiés saines sont une partie essentielle du bien-être émotionnel, construites sur le soutien, le respect mutuel et la compréhension. Ces amitiés offrent un espace sûr pour l'expression ouverte, sans jugement, tout en créant un sentiment d'appartenance et de validation. Dans cette section, nous explorerons les éléments fondamentaux des relations d'amitié saines et comment elles contribuent à la fois à la croissance individuelle et au bien-être communautaire.

Le rôle des amitiés saines dans la croissance personnelle

Les amitiés ne sont pas que des liens sociaux. Elles sont essentielles au développement personnel et à la santé émotionnelle. Des amis bienveillants encouragent les objectifs de chacun, célèbrent leurs réussites et apportent du réconfort dans les moments difficiles. Ces amitiés offrent un véritable point de résonance pour les retours, aidant les individus à développer leur résilience et à développer des stratégies d'adaptation positives. Par exemple, lorsque le doute s'installe, un ami qui t'écoute et t'encourage peut considérablement modifier ta perception des défis, les rendant plus gérables.

Une amitié saine repose sur le respect mutuel et une compréhension sincère. Le respect implique de reconnaître les limites de chacun, même lorsque les points de vue diffèrent. Cela nécessite une écoute active et la valorisation des sentiments et expériences de l'autre. Dans les amitiés saines, les désaccords se résolvent avec empathie et ouverture, renforçant ainsi le lien entre amis. Ce respect mutuel crée un environnement où les opinions diverses sont valorisées et comprises.

La compréhension va au-delà de l'écoute active, elle consiste à être en phase avec les émotions et les perspectives d'un ami. Cette empathie permet aux amis d'ajuster leur comportement pour se soutenir mutuellement, contribuant ainsi à réduire le stress et à améliorer le bien-être émotionnel. Construire la compréhension dans les amitiés favorise un environnement de soutien et réduit les conflits.

Caractéristiques positives d'une amitié saine

Les amitiés jouent un rôle essentiel dans nos vies, offrant un soutien émotionnel et encourageant le vieillissement à un sentiment d'appartenance. Une amitié saine se caractérise par plusieurs traits clés qui favorisent la confiance, le respect et la croissance. Ces caractéristiques garantissent que le lien entre amis reste fort et significatif au fil du temps.

- **Soutien :** une amitié saine repose sur un soutien mutuel, où les amis encouragent les objectifs de l'autre et célèbrent leurs réussites sans jalousie ni ressentiment.
- **Confiance :** la confiance est fondamentale dans toute amitié forte. Les deux amis se sentent en sécurité en étant ouverts et honnêtes l'un envers l'autre, sachant que leurs pensées et leurs sentiments seront respectés.
- **Respect :** dans une amitié saine, le respect des limites, opinions et choix de chacun est essentiel. Les désaccords sont gérés avec empathie et compréhension, permettant à chacun de se sentir écouté.
- **Empathie :** les amis dans une relation saine essaient de comprendre les émotions et les points de vue de l'autre, offrant réconfort et compassion lorsque nécessaire.

- **Communication :** une communication ouverte et claire aide à résoudre les malentendus et renforce le lien. Les amis en bonne santé partagent leurs sentiments et écoutent activement.

- **Plaisir et joie :** un trait clé d'une amitié saine est de profiter de la compagnie de l'autre. Qu'il s'agisse de partager un rire ou de participer à des activités ensemble, un sentiment de joie est toujours présent.

- **Croissance mutuelle :** dans une amitié saine, les deux amis encouragent le développement personnel et la croissance de l'autre, en fournissant des retours constructifs et en s'aidant mutuellement à devenir de meilleures versions d'eux-mêmes.

Ces différentes qualités sont abordées tout au long des chapitres de ce livre et te guideront pour devenir un ami exceptionnel et t'aideront à découvrir la tranquillité dans tes relations.

Évaluer et entretenir des amitiés saines

Réfléchir régulièrement à tes relations est une étape essentielle pour maintenir des amitiés saines. Toutes les connexions n'apportent pas de positivité dans ta vie. Les amitiés toxiques peuvent te laisser vidé, anxieux ou peu sûr de toi. Évaluer l'influence de chaque relation te permet d'identifier quelles amitiés encouragent ton développement et lesquelles peuvent l'entraver. Si une relation apporte constamment de la négativité, il peut être temps de poser des limites ou de prendre de la distance pour protéger ton bien-être.

S'entourer d'amis bienveillants et optimistes crée un environnement propice à la croissance personnelle. Les relations saines inspirent confiance et estime de soi, tandis que les relations toxiques les érodent. Réfléchir à tes amitiés te permet de créer un espace pour des liens qui élèvent et encouragent, renforçant ainsi ta résilience émotionnelle.

Construire un réseau de soutien

Construire un réseau de soutien signifie non seulement maintenir les amis actuels, mais aussi trouver de nouvelles connexions qui correspondent à tes valeurs et objectifs. Un réseau solide te donne un sentiment d'appartenance et renforce l'acceptation de soi. Participer à des activités qui reflètent tes centres d'intérêt, comme des clubs, du bénévolat ou des événements communautaires, t'aide à rencontrer des personnes partageant des valeurs similaires. Ces expériences partagées créent une base solide pour des amitiés durables.

Les amitiés profondes naissent lorsque l'on passe du temps de qualité ensemble. Qu'il s'agisse d'assister à un événement ou d'avoir une simple conversation, ces événements instaurent la confiance et renforcent le lien. Les souvenirs partagés contribuent à créer un lien durable et résilient.

Concilier les relations en ligne et en personne

La technologie facilite la connexion, mais elle ne devrait pas remplacer les interactions en face à face. Se rencontrer en personne crée des liens plus forts et authentiques, favorisant la proximité et une meilleure compréhension. Si la communication numérique aide à rester en contact, le temps en personne renforce les amitiés d'une manière que les discussions en ligne ne peuvent égaler. Trouver un équilibre entre la communication numérique et la communication en personne est essentiel pour nouer des amitiés durables et sincères. Entretenir et maintenir des amitiés saines est essentiel à la fois pour la croissance individuelle et le bien-être émotionnel. Ces relations offrent un soutien inégalé, aidant les individus à rester résilients face aux défis de la vie. En investissant du temps et de l'énergie pour construire et entretenir ces liens, nous favorisons l'épanouissement émotionnel et le bonheur durable.

GÉRER LES INFLUENCES NÉGATIVES

Faire face aux défis de la pression des pairs peut être accablant, en particulier pour les adolescents et les jeunes adultes qui sont à une étape cruciale dans la formation de leur identité. Un aspect fondamental de la gestion de ces influences est d'identifier les comportements toxiques au sein des amitiés.

Reconnaître ces schémas est essentiel car ils nuisent souvent subtilement au bien-être de l'individu. Les comportements toxiques peuvent se manifester par une négativité constante, de la manipulation ou un manque de soutien, laissant une sensation d'épuisement ou de détresse après les interactions. Il est important de prêter attention à ce que tu ressens après avoir passé du temps avec certaines personnes. Si quelqu'un te fait constamment te sentir pire plutôt que mieux, cela peut indiquer que la relation est nuisible.

Identifier les comportements toxiques

Les comportements toxiques peuvent être perturbateurs et émotionnellement épuisants, souvent sans être détectés jusqu'à ce qu'ils aient déjà eu un impact significatif. Ces comportements peuvent prendre de nombreuses formes, de la négativité à la manipulation, et peuvent lentement nuire à la qualité des relations, que ce soit à la maison, dans ta communauté ou au travail.

SIGNES DE COMPORTEMENTS TOXIQUES

Négativité constante

- [ ] Une concentration constante sur ce qui ne va pas ou ce qui pourrait mal tourner plutôt que de chercher des solutions ou de célébrer les points positifs
- [ ] Des plaintes répétées sur la vie ou les autres sans intention d'améliorer ou de résoudre la situation
- [ ] Ce type de négativité peut te vider, car il ne laisse souvent pas de place à la croissance, à l'optimisme ou au progrès

Manipulation

- [ ] Des efforts subtils ou manifestes pour contrôler ou culpabiliser les autres pour qu'ils fassent des choses qu'ils ne veulent peut-être pas faire

- ☐ Manipulation émotionnelle par le gaslighting (faire douter les autres de leur réalité ou de leur perception) ou l'utilisation des vulnérabilités de quelqu'un pour créer une dépendance
- ☐ Les comportements manipulateurs visent souvent à changer la dynamique de pouvoir, te laissant douter de tes décisions et te faire te sentir impuissant ou confus

Manque de soutien

- ☐ Un schéma constant de retrait du soutien ou de l'empathie quand c'est le plus nécessaire, te faisant te sentir seul, sans importance ou non apprécié
- ☐ Indifférence à tes réussites, difficultés ou besoins émotionnels, souvent en masquant cela sous forme d'indifférence ou de « dur amour ».

Impact des relations négatives

L'impact de telles relations négatives sur la santé émotionnelle peut être nuisible. Ils peuvent provoquer de l'insécurité, de l'anxiété ou un sentiment d'inutilité. Par exemple, un ami qui rabaisse tes réussites ou remet constamment en question tes choix peut éroder ton estime de soi avec le temps. Cette érosion affecte non seulement le bonheur personnel, mais aussi la capacité à prendre des décisions de vie proactives. Une fois ces influences toxiques identifiées, des mesures peuvent être prises pour en minimiser l'impact, ce qui nous amène à discuter de l'importance de créer de la distance face aux relations nuisibles.

PRENDRE DE LA DISTANCE AVEC DES RELATIONS NUISIBLES

Ce processus de distanciation ne signifie pas nécessairement couper les liens brusquement sans être absolument nécessaire. Cela implique plutôt de poser des limites qui priorisent ta santé mentale et émotionnelle. Réduire doucement les contacts ou les interactions en groupe plutôt qu'en tête-à-tête aide à protéger ton bien-être tout en te permettant d'évaluer l'avenir de l'amitié. Cette distance offre un espace pour la croissance personnelle et la récupération émotionnelle, te permettant de te recentrer sur les aspects positifs de la vie. En créant cette distance, tu trouveras de l'espace pour respirer, réfléchir et investir du temps dans des activités et des relations qui alimentent la positivité.

IMPORTANCE D'UNE COMMUNICATION OUVERTE

Une étape importante pour améliorer toute relation affectée par l'influence négative des pairs est la communication ouverte. Aborder directement les préoccupations avec des amis peut conduire à la clarté et à la compréhension mutuelle. Même si cela peut sembler intimidant, avoir des conversations honnêtes sur ce qui te contrarie crée des opportunités de changement et de responsabilité. Exprimer comment certaines actions ou mots t'impactent donne à tes amis l'occasion d'ajuster leur comportement, favorisant ainsi une connexion plus saine. Le dialogue ouvert sert aussi de test décisif, t'aidant à déterminer si la relation mérite d'être nourrie ou si elle mérite une réévaluation.

RENFORCER LES AMITIÉS PAR LA COMMUNICATION

Souvent, communiquer tes préoccupations renforcera tes amitiés. Lorsqu'elles sont abordées avec respect et empathie, ces conversations peuvent renouveler avec des liens plus profonds et un soutien émotionnel accru. En revanche, si la réponse est méprisante ou défensive, cela peut confirmer le besoin de te libérer de ces relations. Rappelle-toi, les vrais amis apprécieront que tu exprimes tes sentiments et seront prêts à œuvrer pour le respect mutuel et la compréhension. Le pouvoir de la transparence et de la communication authentique ne peut être surestimé pour créer des cercles sociaux sûrs et solidaires.

CHERCHER DES INTERACTIONS SOCIALES PLUS SAINES

Pour s'éloigner des influences négatives, il est tout aussi important de rechercher des interactions sociales plus saines. Trouver des environnements où la positivité prospère peut introduire de nouvelles perspectives et sources d'encouragement. Adopter la diversité dans ton réseau social renforce la résilience en offrant un large éventail d'expériences et d'éclairages. Des amitiés saines contribuent de manière significative au bien-être émotionnel en offrant de la compagnie, de l'assurance et des retours constructifs. Être entouré de pairs soutenants aide à détourner l'attention des pressions négatives vers les nombreuses possibilités offertes par les relations positives. De plus, ces connexions constituent des ressources précieuses en période difficile, apportant réconfort et conseils lorsque nécessaire.

FAIRE DES CHOIX DÉLIBÉRÉS CONCERNANT LES CERCLES SOCIAUX

Comprendre que gérer la pression des pairs implique de faire des choix délibérés sur les personnes avec qui tu t'associes est important. Choisir d'être entouré de personnes qui t'inspirent et te soutiennent tout en t'éloignant de ceux qui te vident de l'énergie construit des relations significatives qui renforcent ton développement personnel et ta satisfaction. Ce processus nécessite un examen continu de soi pour identifier les amitiés qui contribuent positivement à ta croissance et celles qui peuvent la freiner. Évaluer régulièrement tes réseaux sociaux garantit qu'ils correspondent à tes aspirations et principes, préparant ainsi le terrain pour une vie plus authentique et gratifiante.

DONNER LA PRIORITÉ À TES VALEURS

N'oublie pas, la pression des pairs ne consiste pas à fuir les situations difficiles ; il s'agit plutôt de célébrer ton unicité et de prendre des décisions qui reflètent tes principes fondamentaux. Accepter qui tu es te permet de résister aux attentes extérieures et de rester ferme dans tes convictions. Dans un monde rempli d'influences, il est essentiel de prioriser tes valeurs, afin de t'assurer que chaque choix que tu fais résonne avec ton vrai moi. Cette approche intentionnelle te permet d'affronter les défis de front tout en restant authentique.

ÉTAPES POUR POSER DES LIMITES AVEC LES AMIS

Identifier les limites dont tu as besoin

Avant de poser des limites, prends le temps de réfléchir à ce qui te met mal à l'aise ou épuise ton énergie. Les limites peuvent concerner le temps, les émotions, la communication ou le comportement.

Demande-toi :

- Quels comportements spécifiques me mettent mal à l'aise, me font me sentir méprisé ou dépassé ?
- De quelles manières cette amitié semble-t-elle déséquilibrée ?
- Est-ce que je me suis senti obligé de dire « oui » alors que j'avais vraiment envie de dire « non » ?
- Est-ce que je me sens vidé ou non respecté après avoir passé du temps avec cette personne ?

Types courants de limites dans les amitiés :

- **Limites de temps :** limiter le temps passé avec quelqu'un pour avoir de l'espace pour soi
- **Limites émotionnelles :** ne pas assumer tous leurs problèmes ni se sentir responsable de leurs émotions
- **Limites de communication :** choisir quand et à quelle fréquence engager des conversations, en particulier sur des sujets lourds ou négatifs
- **Limites comportementales :** traiter les actions qui te mettent mal à l'aise, comme les commérages, les comportements contrôlants ou les critiques constantes

Exemples de situations et de limites

- **Situation :** ton amie t'appelle constamment tard le soir, perturbant ton sommeil
- **Limite :** « Je dois être au lit à 22h, donc je ne répondrai plus aux appels après cette heure-là »

- **Situation :** ton ami se plaint de ses problèmes mais ne demande jamais comment tu vas
- **Limite :** « Je tiens à toi, mais j'ai aussi besoin d'espace pour partager mes pensées. Peut-on rendre nos conversations plus équilibrées ? »

- **Situation :** ton ami te pousse à faire des activités que tu n'aimes pas
- **Limite :** « J'apprécie l'invitation, mais je ne suis pas à l'aise de faire ça. Trouvons quelque chose qu'on aime tous les deux. »

Communique clairement tes limites

Une fois que tu as identifié les limites dont tu as besoin, communique-les avec honnêteté et confiance. Ne suppose pas que ton ami sait qu'il franchit une limite, sois clair et direct.

COMMENT COMMUNIQUER EFFICACEMENT LES LIMITES

- Sois assertif, pas agressif. Utilise un langage calme et respectueux
- Utilise des phrases en « je » pour exprimer tes besoins sans les blâmer

    Exemple : au lieu de dire « Tu ne m'écoutes jamais », dis : « Je ne me sens pas écouté quand nos conversations ne portent que sur tes préoccupations »

- Sois précis sur ce dont tu as besoin

    Exemple : « J'ai besoin de plus de temps personnel le week-end, donc je ne serai pas toujours disponible pour sortir »

Que ne pas faire :

- Ne t'excuse pas d'avoir posé des limites (« Désolé, mais j'ai juste besoin d'espace »)

- Ne fais pas paraître tes limites comme optionnelles (« J'ai un peu l'impression d'avoir besoin d'espace... »)
- Ne laisse pas la culpabilité prendre le dessus sur tes besoins

Reste ferme et fais respecter tes limites

Il est courant que les gens testent les limites, surtout s'ils ont l'habitude d'avoir un accès illimité à ton temps et à ton énergie. Si un ami ignore ta limite, il est important de la renforcer de façon constante.

QUE FAIRE S'IL RÉSISTE

- **S'il ignore ta limite :**
  Rappelle-lui calmement : « J'ai dit que je ne peux pas parler tard le soir. Parlons-nous plutôt plus tôt dans la journée »
- **S'il te fait culpabiliser :**
  Reste ferme : « Je comprends que tu sois contrarié, mais je dois aussi prendre soin de moi »
- **S'il essaie de te manipuler :**
  Reconnais les comportements toxiques et envisage de prendre ses distances

Signaux d'alerte qui indiquent un manque de respect des limites :

- Il essaie de te culpabiliser pour que tu fasses des choses que tu ne veux pas faire
- Il agit comme s'il avait droit à ton temps et à ton énergie
- Il ignore sans cesse tes demandes, même après plusieurs rappels
- Il te fait te sentir coupable de te prioriser

Les personnes qui respectent et apprécient sincèrement ton amitié respecteront tes limites, même si elles ont besoin de temps pour s'y adapter.

Ajuste et réévalue si besoin

Les limites ne sont pas gravées dans le marbre. Au fur et à mesure que ton amitié évolue, de devras peut-être ajuster tes limites. Vérifie régulièrement avec toi-même si tes besoins sont satisfaits.

SIGNES QUE TES LIMITES DOIVENT ÊTRE AJUSTÉES

- Tu te sens toujours vidé ou mal à l'aise malgré les limites posées
- Ton ami continue de négliger tes besoins
- Tu te sens coupable ou anxieux à l'idée de maintenir tes limites

Que faire si ton ami respecte tes limites :

- Reconnais ses efforts et son appréciation : « Je te remercie vraiment de comprendre mon besoin d'espace, cela signifie beaucoup »
- Sois ouvert à des compromis si cela correspond à ton niveau de confort

Reconnais quand tu dois t'éloigner

Si un ami manque continuellement de respect à tes limites et te fait sentir que tu n'es pas valorisé, il est peut-être temps de reconsidérer l'amitié. Une amitié à sens unique qui ignore ton bien-être ne vaut pas la peine d'être entretenue.

QUAND METTRE FIN À L'AMITIÉ

- Tes limites sont ignorées à plusieurs reprises, même après une communication claire
- Cette amitié te fait constamment te sentir vidé ou anxieux
- Il te manipule, te culpabilise ou te manque de respect quand tu imposes tes limites
- Tu as l'impression de marcher sur des œufs avec lui

Comment la terminer avec grâce (si nécessaire) :

- Éloigne-**toi progressivement** : réduis le temps passé avec lui et désengage-toi du contact constant
- **Ais une conversation directe** : si nécessaire, explique-lui pourquoi tu te retires
- **Coupe tout contact si nécessaire :** s'il est toxique ou abusif, couper complètement les liens est une option

Mettre fin à une amitié ne nuit pas à ton image. Cela signifie un engagement envers le respect de soi. Établir des limites avec les amis ne se résume pas à l'exclusion. Il s'agit de cultiver des relations plus saines et plus équilibrées. Les limites protègent ton bien-être émotionnel tout en favorisant des relations fondées sur le respect mutuel. Les amitiés authentiques perdurent et prospéreront grâce au processus de fixation de limites, tandis que celles qui fléchissent peuvent indiquer des problèmes sous-jacents nécessitant une attention. Garde à l'esprit que ta responsabilité réside dans le respect de tes besoins, pas dans la gestion de la réaction des autres à tes limites.

QUESTIONS POUR ÉVALUER SI TON AMITIÉ A UNE INFLUENCE POSITIVE OU NÉGATIVE SUR TOI

Est-ce que je me sens énergisé et encouragé par mon ami ou mon groupe d'amis ?

Est-ce que je repars souvent fatigué et découragé après avoir passé du temps avec mes amis ?

____

____

____

____

____

____

____

____

____

____

Cette question explore l'énergie émotionnelle de l'amitié. Les amitiés positives doivent te laisser un sentiment de soutien, de motivation et d'élévation, tandis que les amitiés négatives peuvent provoquer des sentiments d'épuisement, de découragement ou d'épuisement émotionnel. Cela révèle si ton ami contribue à ton bien-être ou si la relation affecte ta santé mentale.

Si tu te sens vidé ou découragé :

- Prends note de ce que tu ressens après avoir passé du temps avec cet ami, repars-tu inspiré et valorisé ou épuisé et émotionnellement épuisé ?
- Si tu te sens constamment vidé, demande-toi si son comportement est négatif, critique ou méprisant
- Envisage de limiter les interactions et de passer plus de temps avec des personnes qui te soutiennent et te motivent
- Si tu veux sauver l'amitié, aie une conversation honnête sur l'impact de son comportement sur toi

Cet ami encourage-t-il ma croissance personnelle et ma réussite ?
Est-ce que mon ami sape mes objectifs et mes rêves ?

____

____

____

____

____

____

Cette question explore la réaction de ton ami face à tes objectifs et tes réalisations. Une amitié bienveillante t'encouragera à être ambitieux, à célébrer tes victoires et à faciliter ta progression Si un ami minimise tes rêves, banalise tes réussites ou néglige ton potentiel, cela indique une relation nuisible ou peu soutenante qui pourrait freiner ton développement personnel

S'il sape tes objectifs :

- Observe s'il minimise tes réussites, minimise tes objectifs ou te fait sentir idiot de viser haut
- Demande-toi si sa négativité vient de ses propres insécurités ou de sa jalousie
- Essaie de partager tes aspirations avec d'autres amis qui célèbrent sincèrement ta réussite
- Si la négativité persiste, prends tes distances et entoure-toi de personnes qui veulent vraiment te voir grandir

Comment cet ami réagit-il lorsque je partage mes réussites ou mes défis avec lui ?

____

____

____

____

____

Cette question révèle si ton ami est réellement investi dans ton bien-être. Un ami soutenant célébrera tes victoires avec joie et apportera un réconfort ou de l'empathie lorsque tu feras face à des défis. En revanche, si ton ami réagit avec indifférence, jalousie ou critique, cela signifie qu'il n'a peut-être pas tes intérêts à cœur et ne sera peut-être pas une influence positive dans ta vie.

S'il réagit négativement (jalousie, indifférence ou critique) :

- Fais attention à son ton et à son langage corporel lorsque tu partages de bonnes nouvelles
- S'il minimise ou dénigre souvent tes réussites, cela peut être un signe qu'il n'est pas vraiment heureux pour toi
- S'il fait tout tourner autour de lui quand tu exprimes tes difficultés, il ne sera peut-être pas disponible émotionnellement pour te soutenir
- Envisage d'avoir une discussion franche sur ce que ses réactions te font ressentir et vois si son comportement change

Cette amitié contribue-t-elle positivement à mon bien-être mental et émotionnel ?

____

____

____

____

____

Cette question met en lumière l'impact émotionnel que l'amitié a sur votre santé mentale. Les amitiés devraient aider à soulager le stress et à favoriser des sentiments positifs, mais si une amitié est constamment source de tension, d'anxiété ou de tension émotionnelle, elle peut nuire à votre bien-être. Cela t'oblige à réfléchir à la paix de la relation ou si elle contribue à des troubles émotionnels inutiles

Si non (cela provoque du stress et de l'anxiété) :

- Réfléchis à la question de savoir si ton stress vient de conflits, de critiques ou de sentiments de sous-estimation
- Si sa présence t'apporte fréquemment du stress plutôt que de la joie, il est peut-être temps de t'éloigner
- Une amitié saine doit apporter du réconfort et de la sécurité, pas une fatigue émotionnelle
- Pose des limites, limite tes interactions et cherche des amitiés qui favorisent ton bien-être

Maintiens-tu une communication ouverte et honnête avec tes amis ?

____

____

____

____

____

Une communication efficace constitue la base d'amitiés solides. Cette question te permet d'évaluer si la relation repose sur la confiance partagée et les conversations ouvertes. Si tu hésites à aborder des sujets importants à cause de l'anxiété ou de l'inconfort, cela indique un manque de sincérité et d'ouverture dans l'amitié, ce qui entrave la possibilité d'un lien plus significatif et authentique

Si non (tu as l'impression de marcher sur des œufs) :

- Demande-toi pourquoi. Réagit-il mal aux retours constructifs ou aux discussions sérieuses ?
- Si tu as l'impression de devoir constamment filtrer tes mots pour ne pas le contrarier, cela pourrait indiquer une dynamique malsaine
- Un vrai ami devrait être ouvert à discuter des problèmes et à les résoudre avec toi
- Si l'amitié manque de communication honnête, envisage d'aborder directement le problème ou d'évaluer si cette relation vaut la peine d'être maintenue

Est-ce que je me sens valorisé et respecté dans cette amitié ?

Cette question t'aide à évaluer si tes sentiments, besoins et limites sont respectés dans l'amitié. Se sentir valorisé et respecté est le signe d'une relation saine, tandis que se sentir ignoré ou sans importance indique que l'amitié peut être à sens unique ou ne pas reposer sur le respect mutuel. Un manque de respect conduit souvent à des dommages émotionnels et à un déséquilibre dans la relation.

Si non (tu te sens écarté) :

- Identifie si tes opinions, sentiments ou limites sont régulièrement ignorés
- Si tu as l'impression que ta présence ne compte pas pour lui, il est peut-être temps de prendre tes distances
- Le respect est une partie non négociable de toute relation significative. S'il fait défaut, l'amitié risque de ne pas t'être bénéfique
- Exprime tes inquiétudes et observe sa réaction. Fait-il des efforts pour changer ou continue-t-il à t'ignorer ?

Ai-je l'impression d'être le seul à faire des efforts dans cette amitié ?

____

____

____

____

____

____

Les amitiés saines sont réciproques, les deux parties contribuant à la relation. Si c'est toujours toi qui tends la main, qui inities des plans ou qui soutiens ton ami sans recevoir le même niveau d'effort en retour, cela peut sembler épuisant et à sens unique. Cette question t'aide à évaluer si l'amitié est à double sens ou si tu portes plus que ta part du travail émotionnel

Si tu penses que c'est une amitié à sens unique :

- Fais une pause dans l'initiation du contact et vois s'il te recontacte
- Si c'est toujours toi qui fais des plans, qui prends des nouvelles et qui offres du soutien sans en recevoir la même chose en retour, l'amitié peut être déséquilibrée
- Envisage d'aborder le problème directement avec ton ami
- S'il ne change pas ou ne montre pas d'appréciation pour tes efforts, concentre ton énergie sur des relations qui te valorisent

As-tu l'impression de devoir changer qui tu es pour t'intégrer à ton groupe d'amis ?

____

____

____

____

____

____

L'authenticité est la clé des amitiés authentiques Cette question révèle si tu te sens accepté et libre d'être toi-même avec ton ami ou si tu te sens obligé de changer ton comportement, tes valeurs ou ta personnalité pour correspondre à ses attentes. Un bon ami devrait t'encourager à accepter qui tu es, pas te faire sentir que tu dois changer pour gagner son approbation

Si tu sens que tu dois changer avec tes amis :

- Demande-toi pourquoi. Sont-ils méprisants, critiques ou dédaigneux envers certains aspects de ta personnalité ?
- Les amitiés doivent être sûres et te permettre de t'exprimer sans peur
- Si tu ajustes constamment ta personnalité pour correspondre à leurs attentes, l'amitié peut ne pas être authentique
- Cherche des relations où tu te sens accepté tel que tu es vraiment

Cet ami respecte-t-il mes limites ?

Me pousse-t-il souvent à faire des choses qui me mettent mal à l'aise ?

____

____

____

____

____

Respecter ses limites est essentiel pour toute relation saine. Cette question met en lumière si ton ami reconnaît et respecte tes limites personnelles ou s'il te pousse à te mettre dans des situations où tu te sens mal à l'aise. Les amis qui respectent tes limites te permettent de garder un sentiment de sécurité et de confiance, tandis que ceux qui les dépassent peuvent susciter des sentiments d'inconfort et de ressentiment.

S'il te repousse fréquemment tes limites :

- Renforce fermement tes limites et observe sa réaction
- Un vrai ami respectera ta zone de confort, tandis qu'un ami toxique peut continuer à te pousser ou à te culpabiliser dans des situations où tu ne veux pas te trouver
- S'il ignore tes limites à répétition, c'est un signe qu'il ne te respecte pas
- Limite les interactions avec des personnes qui ne tiennent pas compte de tes besoins et de tes valeurs personnelles

À long terme, comment cet ami me fait-il me sentir par rapport à moi-même : plus confiant et sûr de moi, ou plus inquiet et doutant de moi-même ?

____

____

____

____

____

C'est un reflet des effets à long terme de l'amitié sur ton estime de soi. Une amitié positive doit aider à renforcer ta confiance en toi et ton estime de soi. Si un ami te fait régulièrement douter de toi-même, te rend peu sûr de toi ou te fait te sentir inférieur, c'est le signe que cette amitié n'est pas saine. Des amitiés qui grignotent ton estime de soi peuvent miner ta confiance en toi et t'empêcher d'être la meilleure version de toi-même.

S'il te fait douter de toi-même :

- Observe si ses paroles ou actions contribuent à susciter des sentiments de doute de soi
- S'il te critique, te compare ou te font te sentir inadéquat, ils nuisent probablement à ton estime de toi
- Entoure-toi de personnes qui t'élèvent et te donnent du pouvoir, pas de celles qui te font sentir inférieur
- S'il ignore son impact, envisage d'exprimer tes sentiments et vois s'il est prêt à changer

Dans le chapitre suivant, nous explorerons les techniques de respiration consciente, les postures de yoga pour soulager le stress, et comment intégrer la pleine conscience dans la vie quotidienne. Ces pratiques offrent des outils efficaces pour gérer le stress, améliorer le bien-être émotionnel et améliorer la clarté mentale. Ces méthodes te permettront d'affronter les obstacles de la vie avec une meilleure maîtrise et force.

POINTS CLÉS

- Gérer la pression des pairs est un défi courant à l'adolescence et au début de l'âge adulte, car les individus font face à des influences extérieures qui remettent en cause leur authenticité.

- Des techniques de communication efficaces, telles que l'écoute active, l'utilisation de phrases en « je » et l'affirmation de soi, aident les individus à exprimer clairement leurs pensées et besoins tout en gérant la pression des pairs.

- Développer l'affirmation de soi implique de reconnaître ses droits et d'exprimer ses émotions dans les situations sociales, en donnant aux individus les moyens de s'affirmer tout en respectant les autres.

- Pratiquer la résolution de conflits et valoriser la diversité des points de vue favorise des relations saines et encourage des discussions constructives plutôt que des confrontations.

- Identifier des relations positives est essentiel à la croissance personnelle. Des amitiés de soutien, respectueuses et compréhensives améliorent le bien-être émotionnel.

- Reconnaître des comportements toxiques comme la manipulation et la négativité aide les individus à évaluer leurs amitiés et à protéger leur santé mentale contre les influences nuisibles.

- Poser et communiquer des limites est essentiel pour maintenir des amitiés saines, préserver le bien-être émotionnel et garantir le respect mutuel.

- Réévaluer régulièrement les amitiés permet aux individus de cultiver des liens positifs et de prendre leurs distances avec les influences négatives, créant un environnement favorisant la croissance personnelle et l'acceptation de soi.

CHAPITRE 7

Gestion du stress par des exercices de pleine conscience

Dans la mosaïque de la vie, les activités de réduction du stress sont les carreaux colorés, chacun étant une expérience unique qui contribue au chef-d'œuvre qu'est l'équilibre émotionnel et la paix intérieure

Gérer le stress est essentiel dans le monde effréné d'aujourd'hui, et la pleine conscience peut être ton outil le plus puissant. Dans ce chapitre, tu découvriras des techniques pratiques de pleine conscience pour t'aider à naviguer dans ton paysage émotionnel plus facilement. Commençons par l'une des pratiques les plus simples mais aussi les plus efficaces : la respiration consciente. Respirer n'est pas seulement une fonction biologique, c'est une ligne directe pour s'ancrer dans l'instant présent. Maîtriser les techniques de respiration consciente t'apporte un sentiment de calme, quelle que soit l'agitation de ta vie.

TECHNIQUES DE RESPIRATION CONSCIENTE

La respiration est un outil souvent négligé mais puissant dans la gestion du stress. En utilisant différentes techniques de respiration, tu peux créer un sentiment de calme et de présence, apaisant le stress et l'anxiété. Dans cette section, nous explorons plusieurs techniques de respiration efficaces conçues pour t'aider à t'ancrer dans le moment présent et à gérer ton stress. Ces exercices peuvent être réalisés à divers endroits. Cependant, il est recommandé de pratiquer ces techniques dans des espaces paisibles et ouverts avec un minimum de distractions auditives.

Respiration diaphragmatique profonde

Contrairement à la respiration thoracique superficielle, la respiration diaphragmatique profonde engage le diaphragme, permettant aux poumons de se remplir complètement et favorisant la relaxation. Cette technique fait baisser ton rythme cardiaque, réduit la tension et t'aide à te sentir plus ancré.

COMMENT S'ENTRAÎNER

1. Assieds-toi confortablement et pose une main sur ton abdomen
2. Inspire profondément par le nez, en laissant ton abdomen se dilater
3. Expire lentement, en sentant ton abdomen se contracter
4. Répète ce processus, en te concentrant sur le rythme lent et délibéré de chaque respiration

La pratique régulière de la respiration diaphragmatique profonde améliore la conscience corporelle et peut conduire à un état plus calme et centré, t'aidant à gérer l'anxiété et à améliorer ton bien-être émotionnel.

Respiration en boîte

La respiration en boîte est une technique structurée qui consiste à inspirer, retenir son souffle, expirer et faire une pause pendant des durées égales. Cette méthode est particulièrement utile pour les débutants et peut être facilement adaptée à diverses situations, comme les réunions stressantes et les moments d'anxiété.

COMMENT S'ENTRAÎNER

1. Inspire par le nez en comptant jusqu'à quatre
2. Retiens ton souffle en comptant jusqu'à quatre
3. Expire lentement par la bouche en comptant jusqu'à quatre
4. Retiens ton souffle en comptant jusqu'à quatre
5. Répète la séquence plusieurs fois

Imagine que tu dois faire une présentation et que tu es nerveux. Au lieu de laisser l'anxiété prendre le dessus, tu décides d'utiliser la respiration en boîte pour calmer ton esprit et te concentrer.

Tu prends un moment pour t'asseoir tranquillement et commences par inspirer profondément par le nez en comptant jusqu'à quatre. Tu retiens ensuite ta respiration en comptant jusqu'à quatre, te permettant de te sentir centré. Lentement, tu expires par la bouche en comptant jusqu'à quatre, en relâchant toute tension. Enfin, tu retiens ton souffle en comptant jusqu'à quatre.

Après avoir répété cette séquence plusieurs fois, tu remarques que ton rythme cardiaque ralentit et tu te sens plus ancré. Ton esprit est plus clair, et tu es mieux préparé à affronter la présentation avec un état d'esprit calme et concentré. La respiration en boîte t'a aidé à reprendre le contrôle de ton stress, transformant un moment potentiellement accablant en une occasion de vivre un moment de calme et de clarté.

Soupirer

Une méthode efficace pour soulager le stress accumulé en seulement quelques respirations profondes.

COMMENT S'ENTRAÎNER

1.   Inspire profondément par le nez
2.   Expire en poussant un soupir audible
3.   Répète cela trois à quatre fois, en laissant ton corps se détendre

Respiration résonante

Cette technique permet de synchroniser la respiration avec le rythme cardiaque, créant un effet apaisant.

COMMENT S'ENTRAÎNER

1.   Inspire pendant cinq à six secondes
2.   Expire pendant cinq à six secondes
3.   Garde la respiration régulière et rythmée pendant 5 à 10 minutes

Souffle d'abeille bourdonnant

Cette technique utilise des vibrations sonores pour apaiser le système nerveux et apaiser l'esprit.

COMMENT S'ENTRAÎNER

1.   Inspire profondément par le nez
2.   Expire en produisant un doux « mmm »
3.   Ressens la vibration dans ta tête et ta poitrine
4.   Répète cela 5 à 10 fois

La technique 5-4-3-2-1

Cette technique améliore la pleine conscience grâce à la conscience sensorielle, aidant à détourner ton attention des sources de stress et à te ramener au moment présent. Elle t'encourage à t'engager dans ton environnement, en calmant ton esprit en te concentrant sur les stimulations sensorielles.

COMMENT S'ENTRAÎNER

1. Identifie cinq choses que tu peux voir autour de toi
2. Remarque quatre choses que tu peux toucher
3. Reconnais trois sons que tu peux entendre
4. Reconnais deux odeurs que tu peux sentir
5. Identifie une chose que tu peux goûter
6. Associe cela à des respirations lentes et contrôlées, qui t'ancrent dans le présent

La technique 5-4-3-2-1 est une pratique simple de pleine conscience qui t'ancre dans le présent en engageant tes sens. Elle déplace efficacement l'attention du stress et de l'anxiété, permettant une reconnexion apaisante avec ton environnement.

Imagine que tu es en plein milieu d'une journée de travail très stressante. Tu as des réunions consécutives, une échéance qui approche et une boîte de réception débordante d'emails. Tu te sens dépassé, tu décides de prendre un moment pour pratiquer la technique 5-4-3-2-1 à ton bureau.

1. Identifie cinq choses que tu peux voir autour de toi.

- ☐ Les post-it bleus sur ton écran
- ☐ La tasse à café à moitié pleine
- ☐ Une plante en pot posée dans un coin de ton bureau
- ☐ La bouteille d'eau colorée de ton collègue sur le bureau voisin
- ☐ L'horloge murale qui indique l'heure

2. Remarque quatre choses que tu peux toucher.
- ☐ La surface lisse de ton bureau
- ☐ La chaleur de ta tasse à café
- ☐ Le tissu de ta chaise
- ☐ Les touches de ton clavier

3. Reconnais trois sons que tu peux entendre.
- ☐ Le doux bourdonnement de la climatisation
- ☐ Le doux tapotement des claviers à proximité
- ☐ Le son étouffé de voix venant d'une salle de réunion lointaine

4. Reconnais deux odeurs que tu peux sentir.
- ☐ L'odeur du café fraîchement infusé
- ☐ Le gel hydroalcoolique que tu as appliqué plus tôt dans la journée

5. Identifie une chose que tu peux goûter.
- ☐ Prends une gorgée de ton café et remarque son goût

6. Ajoute à cela des respirations lentes et contrôlées, qui t'ancrent dans le présent.

Au fil de chaque étape, tu associes l'exercice à des respirations lentes et profondes, inspirant profondément par le nez et expirant lentement par la bouche. À la fin de la séance, tu te sens plus calme et concentré, prêt à relever la prochaine tâche de ta liste de choses à faire.

Le Souffle du Lion

C'est une technique de respiration dynamique qui aide à relâcher la tension et à augmenter l'énergie. Cela aide à donner de l'énergie au corps et à soulager la tension dans les muscles de la mâchoire.

COMMENT S'ENTRAÎNER

1. Trouve une position assise confortable, soit en t'appuyant sur les talons, soit en croisant les jambes
2. Pose fermement tes paumes sur les genoux, les doigts écartés
3. Inspire profondément par le nez et ouvre les yeux aussi grand que possible
4. Simultanément, ouvre complètement la bouche et tends la langue, en dirigeant la pointe vers ton menton
5. Contracte les muscles à l'avant de ta gorge en expirant par la bouche, produisant un long son « haaa »
6. Concentre ton regard sur la zone entre tes sourcils ou le bout de ton nez
7. Répète cet exercice de respiration deux à trois fois

La pratique régulière du Souffle du Lion peut améliorer ton énergie et ta clarté mentale. Cette technique dynamique stimule la circulation énergétique tout en favorisant la détente, te préparant à relever les défis quotidiens grâce à ton énergie nouvellement acquise.

POSTURES DE YOGA POUR SOULAGER LE STRESS

Intégrer le yoga à ta routine quotidienne est une méthode efficace pour soulager le stress, apaiser tes pensées et améliorer ta santé globale. Ces postures de yoga simples sont conçues pour engager à la fois ton corps et ton esprit, facilitant la libération de la tension et l'atteinte de l'équilibre. Pratiquer ces quatre postures peut réduire considérablement ton niveau de stress et favoriser la relaxation.

Courbure avancée debout

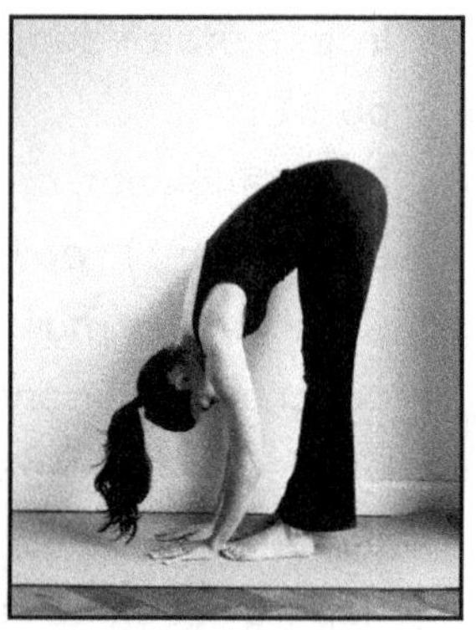

COMMENT S'ENTRAÎNER

1. Tiens-toi droit, les pieds écartés à la largeur des hanches
2. Expire et penche-toi lentement vers l'avant, en gardant une légère flexion des genoux
3. Pose tes paumes sur le sol, en laissant ta tête reposer contre tes jambes
4. Étire ta colonne vertébrale dans différentes directions en tirant la tête vers le bas
5. Pour un étirement plus profond, redresse les jambes
6. Maintiens ainsi pendant six à huit respirations
7. Inspire, relève lentement les bras et le torse pour te remettre debout

La flexion debout en avant favorise la flexibilité et la relaxation. Suivre ces étapes aide à relâcher la tension dans tes jambes et ton dos, permettant à la relaxation d'envelopper chaque partie de ton corps.

Pose Chat-Vache

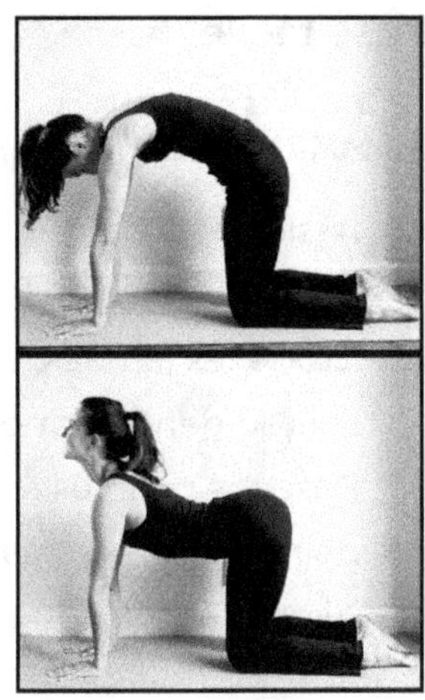

COMMENT S'ENTRAÎNER

1. Commence à quatre pattes, avec les poignets directement sous tes épaules et les genoux sous tes hanches
2. Inspire et retiens ta respiration
3. **Chat :** expire et tourne ton dos vers le plafond, amenant ton nombril vers ta colonne vertébrale
4. Retour à la position neutre avec un dos droit
5. **Vache :** inspire, incline ton bassin vers l'arrière et soulève le coccyx tout en rentrant le nombril et en gardant ta colonne vertébrale alignée
6. Continue à passer entre le chat et la vache pendant plusieurs respirations

Intégrer la posture chat-vache dans ta routine favorise la flexibilité de la colonne vertébrale et soulage la tension. Ce flux doux améliore la conscience corporelle, en faisant un exercice idéal pour la détente et la pleine conscience.

Pose facile

COMMENT S'ENTRAÎNER

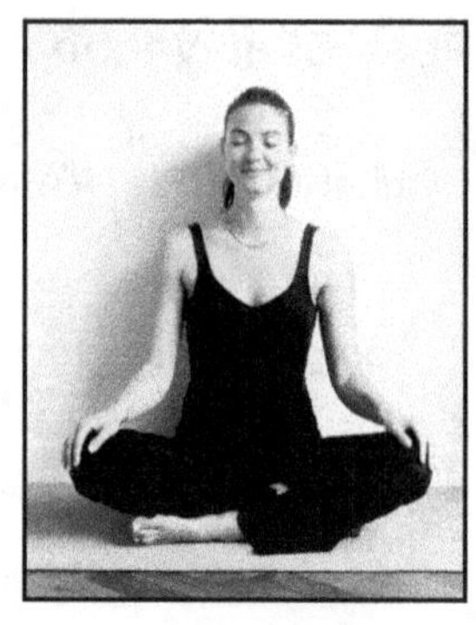

1. Assieds-toi par terre, jambes étendues devant toi
2. Croise les jambes, en plaçant chaque pied sous le genou opposé
3. Pose tes paumes sur tes genoux, les doigts pointant vers le bas
4. Aligne ta tête, ton cou et ta colonne vertébrale, en t'asseyant droit avec un poids équilibré
5. Allonge ta colonne vertébrale tout en ramollissant ton cou, et détends doucement tes pieds et tes cuisses
6. Reste environ une minute, puis change le croisement de tes jambes

Pratiquer la posture facile favorise la relaxation et la pleine conscience, améliorant ton bien-être général. Intégrer régulièrement cette posture dans ta routine peut améliorer la flexibilité et aider à atteindre une clarté mentale.

Posture du pont

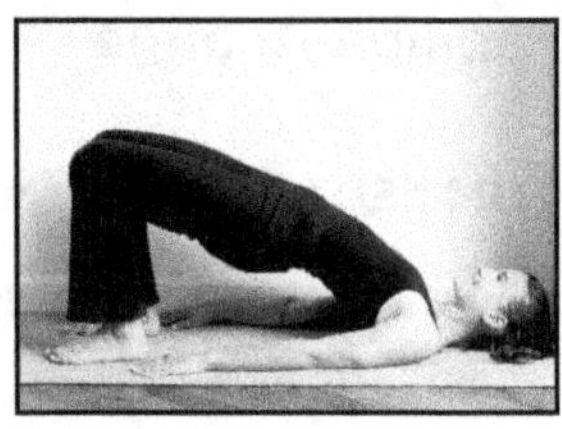

COMMENT S'ENTRAÎNER

1. Allonge-toi sur le dos, genoux pliés et pieds à plat sur le sol, écartés à la largeur des hanches
2. Place tes bras le long de ton corps, paumes tournées vers le bas
3. Inspire et soulève tes hanches du sol, roule ta colonne vertébrale vers le haut
4. Serre tes genoux ensemble pour les garder alignés, puis appuie tes bras et tes épaules contre le sol pour soulever ta poitrine
5. Engage tes jambes et tes fessiers pour relever tes hanches plus haut
6. Maintiens la posture pendant quatre à huit respirations, puis abaisse lentement tes hanches vers le sol

La posture du pont est un excellent moyen de renforcer le dos, les fessiers et les jambes tout en favorisant la souplesse de la colonne vertébrale. La pratique régulière peut améliorer la posture et soulager la tension liée au stress dans le corps

Chien tourné vers le bas

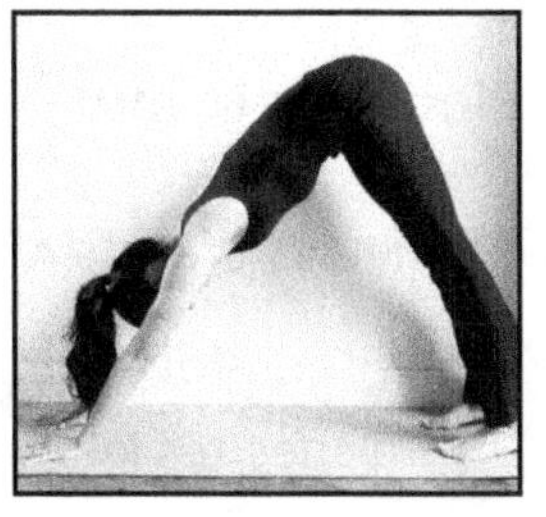

COMMENT S'ENTRAÎNER

1. Commence en position de table
2. Soulève tes hanches vers le haut et l'arrière, formant un V inversé
3. Garde les mains écartées à la largeur des épaules et appuie tes talons vers le sol
4. Tiens ainsi pendant 5 à 10 respirations

Papillon Allongé

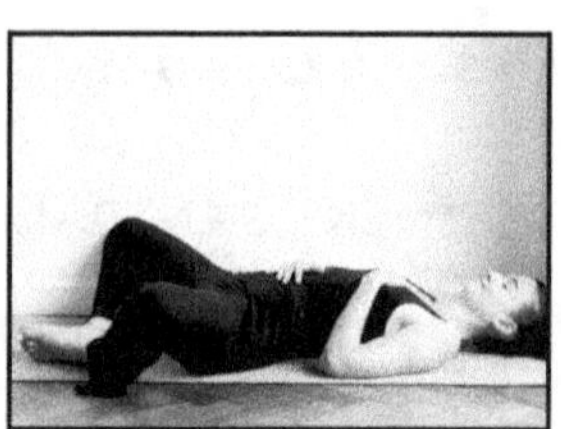

COMMENT S'ENTRAÎNER

1. Allonge-toi sur le dos et rapproche la plante de tes pieds
2. Laisse tes genoux s'ouvrir comme des ailes de papillon
3. Pose une main sur ton cœur et une autre sur ton ventre, puis respire profondément

Torsion en position couchée

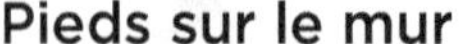

COMMENT S'ENTRAÎNER

1. Allonge-toi sur le dos et ramène un genou contre ta poitrine
2. Tourne doucement le genou sur ton corps tout en gardant les épaules au sol
3. Étends ton bras opposé et regarde dans la direction opposée
4. Tiens ainsi pendant quelques respirations, puis change de côté

Pieds sur le mur

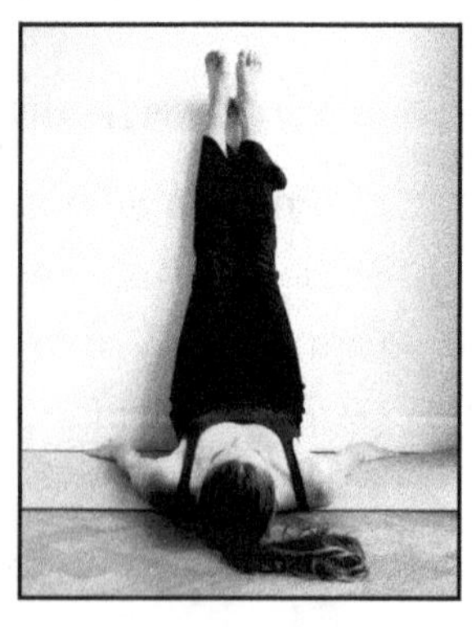

COMMENT S'ENTRAÎNER

1. Assieds-toi de profil contre un mur
2. Balance tes jambes et pose-les contre le mur
3. Allonge-toi, les bras détendus le long du corps, et respire profondément

La pratique régulière de ces postures de yoga permet de réduire le stress et l'anxiété tout en améliorant la santé mentale et physique. Avancer à ton propre rythme et te concentrer sur ta respiration est essentiel, car chaque posture aide à renouer avec ton corps et à relâcher toute tension. Avec une pratique régulière, ces postures simples mais efficaces deviennent une partie essentielle de ta routine de soin personnels, favorisant la paix et la détente dans ta vie quotidienne.

THÉRAPIE COGNITIVO-COMPORTEMENTALE

La thérapie cognitivo-comportementale (TCC) est une approche pratique et très efficace pour améliorer la santé mentale. Au fond, la TCC repose sur l'idée que nos pensées, émotions et comportements sont profondément interconnectés. En termes simples, notre façon de penser façonne ce que nous ressentons, et ce que nous ressentons influence ce que nous faisons. Des schémas de pensée négatifs ou déformés peuvent entraîner une détresse émotionnelle et des comportements peu utiles. La TCC nous aide à identifier ces schémas de pensée, à les remettre en question et à les remplacer par des alternatives plus saines et plus réalistes. Ce processus peut conduire à un meilleur bien-être émotionnel, à des comportements plus sains et à une plus grande résilience.

Si tu débutes dans le concept d'auto-assistance ou de TCC, ne t'inquiète pas ! Cette section t'expliquera les principes essentiels de la TCC afin que tu puisses commencer à les appliquer à ta propre vie. Cela te donnera une compréhension claire de la manière de reconnaître et d'évaluer tes propres pensées et émotions, même si tu n'as pas de formation en psychologie.

Qu'est-ce que la TCC, et pourquoi est-elle efficace ?

La TCC est une approche thérapeutique qui se concentre sur le présent, aidant les individus à identifier et à modifier les schémas de pensée négatifs qui contribuent à la détresse émotionnelle. En apprenant à remettre en question et à reformuler ces pensées, les individus peuvent modifier leurs réactions et comportements émotionnels. Cette méthode repose sur des preuves, ce qui signifie qu'il a été prouvé qu'elle fonctionne pour une variété de troubles mentaux, notamment l'anxiété, la dépression et le stress.

Contrairement à d'autres approches thérapeutiques, la TCC est axée sur la solution et orientée vers les objectifs. Elle propose des outils pratiques pouvant être utilisés au quotidien, ce qui en fait une excellente option pour les personnes qui souhaitent changer véritablement leur façon de penser, de ressentir et d'agir.

Comment commencer à utiliser la TCC ?

La première étape pour utiliser la TCC est d'apprendre à observer tes pensées. La plupart des gens ne sont pas conscients du flot constant de pensées qui traversent leur esprit, dont beaucoup peuvent être négatives ou autocritiques. La TCC t'encourage à faire une pause et à prendre conscience de ces pensées, en particulier celles qui conduisent à des émotions ou comportements négatifs.

Cette section te présentera une variété d'outils de TCC que tu peux commencer à utiliser immédiatement pour t'aider à gérer tes pensées, tes émotions et tes comportements. Chaque outil te sera expliqué en termes simples, et tu recevras des conseils pratiques sur la manière de les intégrer dans ta vie quotidienne. Garde à l'esprit que la TCC est une compétence, et comme toute compétence, elle s'améliore avec la pratique.

À quoi s'attendre dans cette section

Dans cette section, tu découvriras certaines des techniques de TCC les plus efficaces. Ces techniques sont conçues pour t'aider à identifier les schémas de pensée négatifs, les remettre en question et les remplacer par des alternatives plus saines. Des visuels et des exemples simples seront fournis pour renforcer chaque concept, et nous te donnerons également des conseils sur la manière de solliciter l'aide d'un professionnel si nécessaire, en particulier si tu as des difficultés à mettre en œuvre ces techniques par toi-même.

Que tu débutes ton parcours en santé mentale ou que tu souhaites simplement prendre davantage de contrôle sur ton bien-être émotionnel, les outils de cette section te donneront les bases nécessaires pour commencer à appliquer la TCC dans ta vie. À la fin de cette section, tu disposeras d'outils pratiques pour améliorer ta résilience émotionnelle et développer des schémas de pensée plus sains.

Dénouer les distorsions cognitives

L'un des principaux objectifs de la TCC est d'identifier et de remettre en question les perturbations cognitives. Ce sont des façons de penser irrationnelles ou biaisées qui peuvent affecter négativement tes émotions et ton comportement. En reconnaissant et en démêlant ces distorsions, tu peux modifier tes schémas de pensée pour les rendre plus équilibrés et rationnels.

COMMENT S'ENTRAÎNER

1. Identifie les pensées négatives et évalue si elles entrent dans l'une des distorsions cognitives courantes :
   - ☐ **Pensée tu tout ou rien :** voir les situations en termes manichéens, sans juste milieu
   - ☐ **Généralisation excessive :** tirer des conclusions générales à partir d'un seul événement ou élément de preuve
   - ☐ **Catastrophisme :** s'attendre au pire scénario possible dans n'importe quelle situation
   - ☐ **Filtrage mental :** se concentrer sur les aspects négatifs tout en ignorant les positifs
2. Remettre en question la pensée en demandant si elle est réaliste ou fondée sur des preuves
3. Remplacer la distorsion par une pensée plus équilibrée

Exemple de cette technique

Tu te sens exclu parce que tes amis traînent ensemble sans toi. Tu te dis : « Ils ne m'aiment plus, et je serai toujours seul ». Cette pensée est une généralisation excessive. Tu la remets en question en te rappelant des moments où tes amis t'ont inclus, et que ce seul rendez-vous manqué ne définit pas toute ton amitié. Tu redéfinis cette pensée : « Ce n'est qu'un moment. Je sais que mes amis m'apprécient. »

Restructuration cognitive

La restructuration cognitive est le processus d'identification et de modification des pensées irrationnelles ou non utiles. Une fois qu'une pensée ou une croyance négative est reconnue, elle peut être contestée et remplacée par une perspective plus précise et constructive. Cette technique aide à faire évoluer ton état d'esprit de l'autocritique vers l'auto-compassion.

COMMENT S'ENTRAÎNER

1. Identifie une croyance négative ou irrationnelle que tu as à propos de toi-même ou d'une situation
2. Enquête sur les origines de cette croyance et si elle est fondée sur des preuves
3. Remets en question cette croyance en considérant des pensées alternatives et plus réalistes
4. Remplace la croyance négative par une plus saine

Exemple de cette technique

Tu as un gros match de basket et tu te dis : « Je suis nul en sport, je vais me ridiculiser ». Tu remets cette idée en question : « Quelles preuves ai-je que je suis mauvais en sport ? Je me suis entraîné, et j'ai déjà eu de bons moments ». Tu remplaces cette pensée par : « Je ne suis peut-être pas parfait, mais je peux donner le meilleur de moi-même et profiter du jeu ».

Exposition et prévention de la réponse

La prévention et l'exposition et de la réponse (ERP) est une technique utilisée pour aider les adolescents à affronter et réduire l'anxiété, en particulier liée aux comportements obsessionnels compulsifs. En affrontant lentement ce que tu craignais et en résistant à l'envie d'adopter un comportement réconfortant, tu peux réduire ton anxiété avec le temps.

COMMENT S'ENTRAÎNER

1. Identifie la situation qui déclenche ton comportement compulsif (par exemple, peur des microbes)
2. Expose-toi progressivement au stimulus redouté sans adopter le comportement compulsif (par exemple, toucher une poignée de porte sans se laver les mains immédiatement)
3. Avec le temps, ton anxiété devrait diminuer à mesure que tu comprendras que la situation crainte n'est pas aussi dangereuse qu'elle en a l'air

Exemple de cette technique

Tu as peur des germes et tu ressens l'envie de te laver les mains après avoir touché des choses à l'école. Peu à peu, tu t'exposes à cette peur en touchant des choses comme le bureau de la classe ou une poignée de porte et en résistant à l'envie de te laver les mains immédiatement. En continuant ainsi, tu réalises que toucher des choses ne te rend pas malade, et l'anxiété devient plus gérable.

Exposition interoceptive

L'exposition interoceptive est une technique qui aide les adolescents à gérer l'anxiété liée aux sensations physiques. Qu'il s'agisse d'un cœur qui bat la chamade, des paumes moites ou des vertiges, apprendre à tolérer et à accepter ces sentiments peut t'aider à gérer l'anxiété et les crises de panique.

COMMENT S'ENTRAÎNER

1. Identifie les sensations corporelles que tu craignais (par exemple, battements cardiaques rapides, vertiges)
2. Induis intentionnellement ces sensations en pratiquant des activités comme l'exercice
3. Résiste à l'envie d'éviter ou de te distraire des sensations
4. Pratique la pleine conscience pour observer les sensations sans paniquer

Exemple de cette technique

Tu crains que faire de l'exercice ne fasse battre ton cœur plus vite et provoque une crise de panique. Pour affronter cette peur, tu cours quelques minutes, augmentant intentionnellement ton rythme cardiaque. Au lieu de paniquer, tu observes ton cœur qui s'emballe et tu te rappelles que c'est temporaire et inoffensif. Avec le temps, tu te sens plus à l'aise avec ces sensations.

Exposition cauchemardesque et réécriture

Les cauchemars peuvent être terrifiants, mais avec une technique appelée « rescripting », tu peux prendre le contrôle de tes rêves. En changeant l'histoire de ton cauchemar, tu peux le rendre moins effrayant et te donner la force de te sentir en sécurité pendant ton sommeil.

COMMENT S'ENTRAÎNER

1. Rappelle-toi un cauchemar récent et décris l'émotion qu'il a suscitée
2. Travaille pour modifier le récit du cauchemar, en ajoutant du positif ou des éléments stimulants
3. Visualise cette nouvelle version du cauchemar avant d'aller te coucher

Exemple de cette technique

Tu fais souvent un cauchemar où tu es perdu à l'école et ne retrouve pas tes amis. Pour le reconnaître, tu t'imagines calmement en train de retrouver tes amis, et tout le monde t'aide à trouver le chemin du retour. Avant de te coucher, tu visualises cette nouvelle fin, aidant ton esprit à associer le calme au rêve. Avec le temps, le cauchemar devient moins fréquent et moins effrayant.

Joue le script jusqu'au bout

Cette technique consiste à affronter mentalement tes pires peurs. En imaginant le pire scénario possible et en réalisant que tu peux le gérer, tu peux réduire le pouvoir qu'il exerce sur toi. Tout est une question d'accepter l'incertitude et d'être prêt à tout résultat.

COMMENT S'ENTRAÎNER

1. Identifie la situation redoutée (par exemple, prise de parole en public)
2. Imagine mentalement le pire scénario possible (par exemple, oublier ton discours)
3. Visualise-toi gérant la situation calmement et avec compétence
4. Reconnais que même si le pire arrive, tu peux y faire face

Exemple de cette technique

Tu es nerveux à l'idée de faire une présentation en classe et tu te dis : « Et si j'oubliais tout et que je me ridiculisais ? ». Tu joues le pire scénario où tu oublies tes répliques, mais tu te reprends calmement en expliquant tes points principaux d'une autre manière. Tu réalises que même si tu oublies quelques détails, tu peux toujours te présenter avec confiance, et ce ne sera pas la fin du monde.

Les techniques de TCC servent de stratégies efficaces pour les adolescents afin de faire face au stress, à l'anxiété et aux pensées perturbatrices. En appliquant régulièrement ces méthodes, les individus peuvent maîtriser leurs réponses émotionnelles et leurs processus cognitifs, favoriser la résilience et relever les obstacles avec une assurance accrue.

INTÉGRER LA PLEINE CONSCIENCE DANS LA VIE QUOTIDIENNE

La pleine conscience va au-delà de la méditation. C'est une pratique qui peut s'intégrer à notre vie quotidienne. Il s'agit d'être présent et conscient de chaque activité. Que tu te brosses les dents, prépares un repas ou ailles au travail à pied, la pleine conscience peut transformer les routines en moments de calme et de clarté. Nous explorerons des moyens pratiques d'intégrer la pleine conscience dans les tâches quotidiennes, en réduisant le stress, en améliorant la concentration et en appréciant les moments simples de la vie. En intégrant la pleine conscience à nos activités quotidiennes, nous pouvons favoriser l'équilibre et le bien-être tout au long de la journée.

Jardinage conscient

Le jardinage est un excellent moyen de pratiquer la pleine conscience, car il te permet de te connecter à la nature tout en prenant soin des plantes. Lorsque tu enfonces tes mains dans la terre, ressens sa texture et sa température. Observe les couleurs vives des fleurs et les différentes formes des feuilles. Chaque séance de plantation ou de désherbage peut devenir une pratique méditative où tu te concentres sur le rythme de tes mouvements et le processus de culture de la vie. Le fait d'arroser les plantes, de sentir le poids de l'arrosoir et d'observer leur croissance au fil du temps aide à développer la patience et l'appréciation du monde naturel. Pour les jeunes adultes à la recherche d'un exutoire thérapeutique, le jardinage peut être un moyen puissant de se recentrer, de réduire le stress et de trouver de la joie dans le fait de prendre soin d'êtres vivants.

Manger en pleine conscience

Manger en pleine conscience est une manière simple mais puissante de changer ta relation avec la nourriture. Cette pratique consiste à ralentir pour vraiment apprécier les saveurs, les odeurs et les textures de ce que tu consommes. Imagine ceci : au lieu de grignoter sans réfléchir ou de prendre des encas en déplacement, tu fais une pause pour savourer chaque bouchée. Imagine croquer dans une pomme croustillante, en sentir la texture, goûter sa douceur et reconnaître l'énergie et la nutrition qu'elle procure. En te concentrant sur ces expériences sensorielles, tu commences à développer une plus grande sensibilité à la nourriture. Cela favorise des habitudes alimentaires plus saines et aide à réduire le stress en t'ancrant dans le moment présent. De nos jours, nous sommes nombreux à manger en étant distraits par des écrans ou à la hâte ; manger en pleine conscience peut servir de rappel discret pour ralentir et profiter des plaisirs simples de la vie (Mayo Clinic Staff, 2022).

Marcher en pleine conscience

Transformer la marche en exercice méditatif peut considérablement améliorer ta conscience du mouvement et de l'environnement. Au lieu de marcher uniquement pour aller du point A au point B, considère chaque étape comme une occasion d'interagir avec le monde qui t'entoure. La marche consciente ne consiste pas à parcourir de longues distances. Il s'agit d'être pleinement présent. En marchant, remarque la sensation de tes pieds touchant le sol, le rythme de ta respiration qui s'accorde avec ton allure, et la sensation de l'air contre ta peau. Ce type de marche te permet de te reconnecter à ton corps et à ton environnement, offrant un répit face au bourdonnement constant de pensées et de distractions. Pour les jeunes adultes confrontés à des défis émotionnels, adopter la marche en pleine conscience peut offrir une pause bien méritée, favorisant la clarté mentale et réduisant le stress (Wondermed, 2023).

Utilisation consciente de la technologie

À notre ère numérique, où les appareils exigent notre attention constante, pratiquer une utilisation consciente de la technologie devient essentiel. Cette pratique consiste à fixer des intentions claires avant d'interagir avec tout appareil, que ce soit ton smartphone, ta tablette ou ton ordinateur. Peut-être les utilises-tu pour le divertissement, le travail ou pour rester connecté. Quel que soit le but, sois conscient du moment et de la durée pendant laquelle tu comptes rester engagé. Établis des limites, comme consacrer des moments spécifiques à la consultation des e-mails ou des réseaux sociaux, afin de t'assurer que ta consommation numérique ne submerge pas tes interactions réelles. Ce faisant, tu crées des limites qui restreignent tes activités numériques, libérant ainsi de l'espace pour des expériences plus intenses et conscientes qui augmenteront ton bonheur et ton bien-être global. Cette approche est particulièrement bénéfique pour les adolescents et les jeunes adultes qui, autrement, pourraient se retrouver à faire défiler sans fin les fils d'actualité, manquant de véritables interactions humaines ou de réflexions personnelles. Encourager une utilisation réfléchie de la technologie est également une stratégie précieuse pour les parents qui souhaitent aider leurs enfants à développer leur résilience émotionnelle et leur autodiscipline (Mayo Clinic Staff, 2022).

ACTIVITÉS DE RÉDUCTION DU STRESS

Le stress est devenu une caractéristique courante de la vie moderne, nous poussant souvent à chercher des moyens efficaces de trouver un soulagement. Heureusement, il existe des techniques accessibles et éprouvées pour soulager la tension et favoriser le calme, chacune offrant des bienfaits uniques pour l'esprit et le corps. Les pratiques de pleine conscience, comme le coloriage et la connexion avec la nature, offrent des voies vers une plus grande conscience de soi, un équilibre émotionnel et une paix intérieure.

Le coloriage en pleine conscience est un moyen accessible de réduction du stress, particulièrement attrayant grâce à sa nature créative et non verbale. S'engager dans la coloration exige une attention particulière aux détails subtils, que ce soit pour choisir des couleurs ou créer des motifs complexes. En se concentrant profondément sur ces activités, l'esprit se concentre sur l'instant présent, offrant un répit face aux soucis et angoisses extérieures. Le processus est intrinsèquement méditatif, favorisant un état de flux où le temps semble disparaître et où l'esprit trouve un rythme paisible. La coloration en pleine conscience ne nécessite aucune compétence artistique, seulement la volonté de s'immerger dans une démarche apaisante et créative.

Imagine-toi rentrer chez toi après une longue journée stressante. Tu prends un livre de coloriage détaillé rempli de motifs floraux, tu t'assois avec un jeu de crayons de couleur, et tu te laisses aller à la joie simple de remplir chaque forme. En choisissant des couleurs vives et en ombrant soigneusement chaque pétale, ton esprit commence à se calmer, et le stress de la journée s'efface en arrière-plan. C'est la magie des livres de coloriage pour adultes : ils t'offrent une échappatoire créative et un moyen de te recentrer. Tu n'as pas besoin d'être un artiste. Tout ce qu'il te faut, c'est ta volonté de t'engager dans le processus apaisant. À mesure que les motifs prennent vie sous ta main, tu te sentiras plus calme, plus concentré, et peut-être même un peu accompli.

S'immerger dans la nature offre un puissant moyen d'ancrage émotionnel et de soulagement du stress. Le lien avec la nature encourage les individus à passer du temps à l'extérieur, à observer la beauté et la complexité de l'environnement naturel. Que ce soit en marchant dans une forêt, assis au bord d'une rivière ou simplement en se promenant dans un parc local, être dehors permet de s'engager pleinement avec son environnement. Fais attention aux bruits des oiseaux, au bruissement des feuilles et aux parfums frais et terreux. Imagine-toi en train de marcher sur un sentier forestier tranquille, la lumière du soleil filtrant à travers la canopée au-dessus, projetant une lueur chaleureuse sur le chemin devant toi. Tu t'arrêtes pour écouter le chant mélodieux des oiseaux et prends une profonde inspiration, inspirant l'arôme frais et terreux de la nature. À cet instant, le poids de tes responsabilités commence à s'alléger, remplacé par une présence apaisante. Intégrer la pleine conscience dans nos vies aide à gérer le stress, à améliorer le bien-être et à favoriser des liens plus profonds. La respiration consciente, le yoga et les pratiques quotidiennes renforcent la résilience et facilitent les défis de la vie. Ces techniques favorisent le calme, la concentration et la clarté, et nous aident à maintenir notre équilibre émotionnel dans les moments chaotiques. Avec une pratique régulière, la pleine conscience devient une routine naturelle qui nous permet d'aborder la vie avec plus de confiance.

En passant au prochain chapitre, nous examinerons les compétences essentielles qui forment la base de relations significatives et de travail d'équipe efficace. La communication est plus qu'un échange de mots ; il s'agit de promouvoir la compréhension, la confiance et la collaboration. Nous explorerons les techniques d'écoute active, l'expression saine des émotions, la construction de l'empathie et la résolution des conflits, des éléments clés qui comblent les fossés et renforcent les liens.

POINTS CLÉS

- **Charges émotionnelles :** reconnaitre les poids émotionnels que nous portons, comme la culpabilité et l'anxiété, pour amorcer le processus de guérison et favoriser la croissance personnelle.

- **Résilience :** construire une résilience émotionnelle pour mieux relever les défis de la vie. Cela implique de comprendre les pressions sociales, d'adopter un état d'esprit de croissance et de cultiver des relations de soutien.

- **Conscience de soi :** favoriser la croissance personnelle et l'authenticité en cultivant la conscience de soi grâce à des techniques telles que la cartographie mentale, la clarification des valeurs et la recherche de retours.

- **Acceptation de soi :** adopter l'acceptation de soi en remettant en question les standards sociétaux de beauté et de réussite, et se concentrer plutôt sur ses propres définitions tout en célébrant son individualité.

- **Techniques de pleine conscience :** intégrer des pratiques de pleine conscience comme la respiration profonde, le yoga et la pleine conscience dans les activités quotidiennes afin de réduire le stress et d'améliorer le bien-être émotionnel.

- **Techniques cognitivo-comportementales :** utilise des méthodes de TCC pour identifier et reformuler les schémas de pensée négatifs, favorisant la régulation émotionnelle et la résilience.

- **Relations saines :** cultiver et entretenir des amitiés positives et bienveillantes qui favorisent la croissance et améliorent le bien-être émotionnel. Sois attentif aux relations toxiques et éloigne-toi d'elles.

- **Poser des limites :** établir et communiquer des limites personnelles claires pour protéger sa santé émotionnelle et garantir un respect mutuel dans les relations.

- **Gestion du stress :** participer à des activités de réduction du stress, comme le coloriage en pleine conscience ou le temps passé dans la nature, afin de favoriser l'équilibre émotionnel et la paix intérieure.

CHAPITRE 8

Communication et connexion

Une communication efficace est la base de toute connexion significative

À la base de toute relation significative, que ce soit avec la famille, les amis ou les collègues, se trouve une communication efficace. Engager un dialogue sincère nous permet de nous connecter à des niveaux plus profonds, favorisant l'empathie et la confiance qui enrichissent nos interactions et établissent des liens authentiques. En priorisant la qualité de notre communication, nous pouvons transformer nos relations en piliers de soutien, de bonheur et de croissance personnelle, enrichissant ainsi nos vies et nourrissant un sentiment de paix intérieure.

TECHNIQUES D'ÉCOUTE ACTIVE

Construire des relations solides commence par la compréhension et la validation des points de vue de chacun. L'écoute active est un moyen puissant de le faire. Quand quelqu'un se sent vraiment écouté, cela crée un sentiment de confiance et de sécurité dans la relation. Accorder toute ton attention à ce que dit ton interlocuteur montre que tu t'intéresses à lui, et ce respect contribue à approfondir la relation. Il ne s'agit pas seulement d'entendre des mots, mais de s'engager avec les émotions et les pensées derrière eux. Quand les gens se sentent compris, ils sont plus enclins à s'ouvrir en retour, créant un cycle positif de communication et de respect mutuel qui renforce le lien avec le temps.

L'écoute active implique diverses techniques qui vont au-delà de la simple écoute des mots. Employer des stratégies comme la paraphrase, le hochement de tête et la pose des questions ouvertes démontre non seulement de l'empathie, mais permet aussi de maintenir la conversation dynamique et significative (Cuncic, 2024). Par exemple, lorsque tu paraphrases les préoccupations d'un ami, tu valides ses sentiments, montrant que tu apprécies et comprends son point de vue. Un hochement de tête affirmatif ou une question de suivi curieuse, comme « Peux-tu m'en dire plus à ce sujet ? » témoigne d'un intérêt sincère, encourageant l'autre personne à s'exprimer librement et pleinement.

Cependant, une écoute active efficace nécessite de surmonter certains obstacles. Les distractions, les préjugés et les émotions peuvent obscurcir la capacité de rester pleinement présent pendant les conversations. Reconnaître ces obstacles est la première étape pour maintenir la concentration. Par exemple, des environnements chargés ou des distractions internes, comme réfléchir à l'avance à la manière de réagir, peuvent interrompre le flux de l'écoute provisoire. Reconnaître les préjugés personnels qui peuvent influencer la façon dont nous interprétons le message d'autrui est essentiel pour rester concentré uniquement sur la compréhension de son point de vue.

Les émotions jouent un rôle important dans la communication. Si l'on est préoccupé par des troubles émotionnels personnels, il peut être difficile d'écouter attentivement. Être conscient de son état émotionnel et le mettre de côté peut aider à garder l'accent sur les paroles de l'orateur. Des techniques telles que la respiration consciente ou le moment de se préparer mentalement avant d'engager une conversation peuvent considérablement améliorer l'attention.

Pour vraiment maîtriser l'écoute active, la pratique est essentielle. Les scénarios de jeu de rôle peuvent offrir des opportunités précieuses pour perfectionner cette compétence. Participer à des conversations simulées avec des pairs ou à des ateliers où un retour est fourni aide à affiner les capacités d'écoute. De tels exercices permettent aux individus d'explorer différentes dynamiques conversationnelles et de recevoir des retours constructifs sur leurs habitudes d'écoute (Taylor, 2023).

Les retours des autres servent de miroir pour refléter les domaines d'amélioration. Cela peut mettre en lumière des tendances telles que l'interruption ou le fait de ne pas poser de questions de clarification. Avec cette intuition, on peut consciemment travailler à renforcer ces aspects, conduisant à des interactions plus significatives.

La pratique de l'écoute active va de pair avec un autre élément essentiel : la validation. La validation consiste à reconnaître les sentiments et expériences de l'autre fils sans nécessairement être d'accord avec eux. Cela comble les fossés émotionnels et renforce le sentiment de respect et de valeur du locuteur. Des affirmations simples comme « Je comprends pourquoi tu ressens cela » peuvent grandement renforcer le lien relationnel en montrant empathie et acceptation. Un excellent exercice à essayer est d'organiser des discussions de groupe où chacun s'entraîne à tour de rôle à l'écoute réfléchie. Dans ces conversations, l'auditeur simule ce qu'il a entendu, résumant les points clés pour s'assurer qu'il a bien compris. Ce petit acte de réflexion aide le locuteur à se sentir vraiment entendu et compris. Avec le temps, ces pratiques peuvent faire une grande différence dans l'établissement de relations plus solides et plus authentiques avec les autres.

De plus, créer des espaces sûrs pour l'expression ouverte favorise une communication honnête et efficace. Créer un environnement où les individus se sentent à l'aise pour partager leurs pensées et émotions sans crainte de jugement ou de rejet peut conduire à des relations plus profondes et plus connectées. Établir des règles de base pour un dialogue respectueux en groupe peut également soutenir des pratiques d'écoute active.

Construire des relations solides repose sur l'écoute active et la validation. En accordant toute notre attention, en utilisant des techniques comme la paraphrase et en surmontant les distractions, nous approfondissons les liens fondés sur la confiance et l'empathie. Pratiquer ces compétences par le biais du retour renforce la communication et favorise le respect mutuel, conduisant à des relations plus authentiques.

EXPRIMER SES ÉMOTIONS DE MANIÈRE SAINE

L'expression honnête des sentiments joue un rôle essentiel dans l'établissement de relations significatives, et cela commence par identifier et nommer nos émotions. Comprendre ce que nous ressentons nous permet de mieux exprimer ces sentiments, ce qui favorise l'autorégulation et améliore la communication lors des discussions. Lorsque nous pouvons nommer nos émotions, il devient plus facile de transmettre clairement les pensées, réduisant ainsi les malentendus qui naissent souvent de signaux émotionnels flous ou mal interprétés. La conscience émotionnelle dépasse la croissance individuelle. Elle renforce les liens interpersonnels, rendant les conversations plus respectueuses et compréhensives.

Utiliser des phrases commençant par « je » est une technique efficace pour communiquer de manière ouverte et non défensive. Par exemple, dire « Je suis contrarié quand les plans changent à la dernière minute » met l'accent sur les sentiments de l'interlocuteur plutôt que sur la responsabilité de l'autre personne, ce qui pourrait mener à une attitude défensive. Cette approche favorise la vulnérabilité et l'honnêteté, favorisant des liens plus profonds. La vulnérabilité permet aux individus de partager leur véritable moi, garantissant un environnement où les deux parties se sentent en sécurité pour s'exprimer sans crainte d'être jugées. Schmitz (2016) souligne l'importance de l'empathie et de la compréhension dans la communication, car elles offrent des éclairages précieux sur les émotions des autres et contribuent à instaurer la confiance dans les relations.

L'impact des émotions refoulées peut être néfaste, entraînant une accumulation de ressentiment et de conflits potentiels. Retenir ses sentiments peut sembler un chemin plus facile au début, mais cela entraîne souvent des tensions et des problèmes non résolus. Au contraire, exprimer ses émotions aide à libérer ces sentiments et contribue positivement au bien-être mental.

Reconnaître et partager ouvertement ses émotions aide à éviter que les petits désaccords ne dégénèrent en conflits plus importants.

S'engager dans des activités artistiques peut canaliser ses émotions de manière créative, permettant aux individus de traiter leurs émotions de manière significative. L'une de ces activités créatives est l'origami, l'art japonais du pliage du papier. Par exemple, une personne stressée ou anxieuse pourrait plier une grue en papier, traditionnellement considérée comme un symbole de paix et d'espoir. En suivant attentivement chaque étape, le mouvement répétitif consistant à plier le papier aide à apaiser l'esprit et à transformer les pensées chaotiques en quelque chose de structuré et de beau. En transformant une simple feuille de papier en une forme significative, chacun peut canaliser ses émotions et trouver un soulagement émotionnel dans la créativité.

De plus, la thérapie ou le counseling offrent un environnement structuré pour explorer les émotions. Les professionnels guident les individus dans le processus de reconnaissance et d'expression des sentiments, offrant un soutien et des techniques pour gérer efficacement l'expression émotionnelle. Lors des discussions de groupe, les participants peuvent apprendre des expériences des autres, acquérant ainsi de nouvelles perspectives sur les émotions qui font pression au sein d'une communauté bienveillante. Ces activités favorisent la conscience de soi, un élément important de l'intelligence émotionnelle, essentiel à la croissance personnelle et à la création de liens avec les autres.

Développer ces compétences demande de la pratique et une volonté d'affronter ses émotions honnêtement. Adopter des conversations axées sur l'émotion renforce la résilience, aidant les individus à gérer des environnements émotionnels complexes avec aisance. La conscience et l'expression émotionnelles sont des parcours de découverte de soi qui sont essentiels au maintien de l'authenticité dans les relations.

RÉSOLUTION DES CONFLITS

Une communication efficace ne se résume pas à échanger des mots. Elle sert de mécanisme robuste pour promouvoir les relations et traiter les différends. Lorsque les individus abordent les désaccords avec un état d'esprit constructif, ils peuvent transformer les conflits potentiels en opportunités de tisser des liens plus profonds et de mieux se comprendre. L'essentiel est d'identifier les causes sous-jacentes du désaccord, ce qui conduit à des solutions efficaces et aide à minimiser la probabilité que des problèmes similaires surviennent à l'avenir.

Les conflits naissent souvent de malentendus, de besoins non satisfaits ou de différences de valeurs. Reconnaître les causes fondamentales nécessite une volonté d'enquêter sur des questions plus profondes plutôt que de se concentrer uniquement sur des désaccords superficiels. Reconnaître ces préoccupations essentielles permet aux individus de développer des solutions qui s'attaquent au cœur du conflit, aboutissant à des résultats plus satisfaisants pour tous les acteurs concernés (5 *Stratégies de résolution des conflits,* 2024).

Par exemple, deux amis peuvent se disputer sur l'endroit où aller dîner, mais le vrai problème peut être le désir d'un ami de se sentir écouté et valorisé dans le processus de décision. En surface, cela ressemble à un simple désaccord sur les préférences alimentaires, mais l'ami peut se sentir négligé ou ignoré dans les décisions passées. Ils peuvent vouloir prendre en compte leur avis non seulement dans le choix du dîner, mais aussi dans d'autres aspects de la relation.

L'autre ami ne réalise peut-être pas cette inquiétude sous-jacente et prend peut-être les devants par habitude ou par commodité. Si les deux amis prennent le temps de communiquer ouvertement, ils peuvent découvrir ce problème plus profond. La solution peut consister à choisir les restaurants à tour de rôle ou à prendre des nouvelles avant de prendre des décisions, afin de s'assurer que les deux se sentent écoutés.

Une fois la cause profonde identifiée, les techniques de négociation deviennent des outils essentiels en résolution de conflits. Ce processus ne consiste pas à « gagner », mais à trouver un terrain d'entente qui respecte le point de vue de chacun. Une négociation efficace implique d'écouter activement, d'exprimer clairement ses besoins et de rechercher des solutions gagnant-gagnant dans la mesure du possible. Des excuses sincères, lorsque cela est approprié, sont essentielles pour restaurer la confiance. S'excuser sincèrement, sans trouver d'excuses, témoigne d'humilité et d'engagement envers la relation. Cela montre une compréhension de l'impact que tes actions ont pu avoir sur l'autre personne et une volonté de réparer les choses (Shonk, 2025).

L'empathie est également importante pour gérer les conflits. Lorsque chaque personne comprend le point de vue de l'autre, elle acquiert des émotions derrière différents points de vue. L'empathie va au-delà de la simple sympathie. Elle implique une expérience profonde de ce que ressent l'autre, ce qui réduit l'hostilité et encourage une conversation authentique. Par exemple, si un parent comprend la frustration de son enfant concernant les règles du couvre-feu, il est plus susceptible de parvenir à un compromis qui équilibre sécurité et liberté, en répondant aux préoccupations des deux parties.

Intégrer l'empathie dans les pratiques de résolution des conflits change la dynamique de l'adversaire à la collaboration. Les gens sont plus enclins à baisser leurs défenses et à chercher des solutions mutuellement bénéfiques lorsqu'ils se sentent compris. L'empathie ne vient pas toujours naturellement, surtout dans les situations tendues. Ainsi, cela nécessite souvent un effort conscient et de la pratique, comme lorsqu'on fait travailler un muscle pour le renforcer au fil du temps.

De plus, une réflexion régulière après de véritables expériences de conflit peut offrir de précieuses opportunités d'apprentissage. Envisage de tenir un journal pour documenter les désaccords et les démarches entreprises pour les résoudre. Réfléchir aux défis passés aide à clarifier ce qui a fonctionné et ce qui n'a pas fonctionné, favorisant une croissance personnelle continue dans la gestion des désaccords.

Pour les éducateurs et les praticiens du bien-être, guider les jeunes à travers de tels exercices pratiques leur permet de gérer les conflits avec plus de confiance et de compétence. Lorsque les adultes créent des espaces sûrs pour que les jeunes puissent explorer et pratiquer ces compétences, ils les aident à acquérir la résilience nécessaire pour construire des relations plus solides tout au long de leur vie.

Une résolution efficace des conflits est un parcours continu d'apprentissage et de croissance. À mesure que nous faisons face à de nouveaux défis et évoluons en tant qu'individus, notre approche des désaccords évolue naturellement. Rester ouvert aux retours et être prêt à ajuster nos stratégies nous permet de développer davantage ces compétences essentielles. Ce processus continu contribue à créer des environnements où la communication prospère, encourageant des relations plus fortes et plus harmonieuses dans tous les domaines de la vie.

DÉVELOPPER L'EMPATHIE

Dans la section précédente, nous avons parlé de l'importance de l'empathie, et une façon de développer ces compétences est la lecture, le bénévolat et les discussions. Les livres et les histoires ouvrent une fenêtre sur des vies, des défis et des émotions divers, offrant une occasion unique de se mettre à la place d'une autre personne sans quitter le confort de ton foyer. En lisant, on n'apprend pas seulement les personnages et les intrigues. On acquiert des éclairages sur les émotions et réponses humaines, ce qui renforce ta capacité d'empathie. De même, le bénévolat nous expose à différentes expériences de vie et à des défis personnels, cultivant ainsi un sentiment commun d'humanité. Discuter de ces expériences, que ce soit lors d'un dîner ou en groupe d'étude, élargit encore la compréhension empathique et crée des expériences partagées, unissant des personnes de différents horizons dans une croissance mutuelle.

Malgré son importance, plusieurs obstacles peuvent rendre difficile l'empathie envers les autres. La conscience des stéréotypes, de l'épuisement professionnel et des différences culturelles est importante pour surmonter ces obstacles. Les stéréotypes, souvent adoptés inconsciemment, obscurcissent le jugement et créent des biais qui empêchent la connexion générale. Reconnaître et remettre en question ces schémas est important. Parallèlement, l'épuisement peut diminuer l'empathie, surtout lorsque les individus sont émotionnellement épuisés ou dépassés. Prendre le temps de s'accorder aux besoins individuels et pratiquer le soin de soi peut préserver ses capacités d'empathie. De plus, accepter les différences culturelles plutôt que de les voir comme des frontons peut renforcer l'empathie. Reconnaître et valoriser la diversité nous permet d'embrasser une variété de perspectives, cultivant une compréhension et une acceptation plus profondes.

Des stratégies pratiques peuvent également renforcer les liens empathiques durables. Utiliser un langage bienveillant lors des conversations témoigne de considération et de compassion, encourageant les autres à partager ouvertement. Des phrases simples comme « Je comprends ce que tu ressens » ou « Ça a l'air vraiment difficile » peuvent confirmer les sentiments d'une personne et favoriser un sentiment de sécurité et de validation. Des échanges réguliers avec des amis, la famille ou les collègues sont un autre moyen de maintenir des liens forts et empathiques. Ces éléments n'ont pas besoin d'être complexes ou chronophages. Même un simple message « Comment ça va ? » peut faire sentir quelqu'un valorisé et entendu. Des efforts constants pour communiquer avec empathie contribuent de manière significative à des liens plus forts et plus résilients.

L'empathie est importante tant dans les sphères personnelles que communautaires. Dans les communautés, l'empathie garantit un environnement où l'inclusivité et la confiance prospèrent, permettant aux individus de travailler ensemble vers des objectifs communs. Les interactions empathiques au sein des communautés favorisent l'ouverture, réduisent les conflits et inspirent le progrès collectif. Tout comme dans les relations personnelles, où l'empathie favorise le bien-être émotionnel en créant des liens d'incompréhension et d'amour, dans des contextes plus larges, elle agit comme un catalyseur d'innovation et de changement positif.

L'empathie est un outil puissant pour la croissance personnelle et les défis émotionnels. Développer son empathie aide les individus à mieux comprendre leurs propres émotions ainsi que celles des autres, ce qui favorise des relations plus solides et améliore la résilience émotionnelle. Encourager les jeunes à participer à des activités de développement de l'empathie, telles que les sports d'équipe ou les projets de groupe, peut les aider à s'exercer à se mettre à la place des autres. Ces expériences développent non seulement leurs compétences sociales, mais enseignent aussi le travail d'équipe et la coopération, renforçant l'importance de l'empathie dans les interactions quotidiennes.

Les parents et les tuteurs contribuent également de manière significative à l'acquisition de valeurs empathiques. En faisant preuve d'empathie et en favorisant des environnements qui encouragent l'expression ouverte et l'écoute active, les parents peuvent aider leurs enfants à acquérir ces compétences. Voir leurs parents gérer leurs conflits avec empathie enseigne aux enfants des leçons importantes sur la gestion de leurs émotions et l'empathie envers les autres. Parler des sentiments, reconnaître les émotions et pratiquer la gratitude à la maison établit une base solide pour développer l'empathie.

Les éducateurs et les praticiens du bien-être sont importants pour étendre ces enseignements au-delà de l'environnement domestique. En intégrant la formation à l'empathie dans leurs programmes éducatifs ou leurs séances de conseil, ils fournissent aux jeunes les outils nécessaires pour développer leur intelligence émotionnelle et nouer des relations solides. Les ateliers et séminaires axés sur la prise de perspective et la compassion peuvent motiver les étudiants à affronter les défis de la vie avec empathie, transformant les difficultés en opportunités de croissance et de connexion.

Un exemple de développement de l'empathie à l'école

Mme Thompson, enseignante au collège, savait que l'empathie était une compétence de vie essentielle que ses élèves devaient développer. Espérant que cela encouragerait la compréhension incomprenable, la connexion et la croissance émotionnelle, elle a introduit une activité « Partage d'histoires » dans sa classe.

L'HISTOIRE D'ANNA

Un jour, Anna, une élève discrète et réservée, s'est portée volontaire pour partager son histoire. Anna était à l'école depuis seulement quelques mois et avait eu du mal à se faire des amis. Elle expliqua comment, pendant sa première semaine, elle a essayé de se joindre à un groupe pendant le déjeuner, mais s'est sentie ignorée. Elle a mentionné qu'elle avait entendu quelques élèves chuchoter à propos de ses vêtements et de son accent, ce qui la faisait se sentir comme une étrangère.

« Je voulais juste m'intégrer, » dit doucement Anna, ses yeux glissant vers ses mains. « Mais j'avais l'impression que personne ne me remarquait. »

Mme Thompson, créant un environnement sûr et bienveillant, demanda à la classe : « Comment pensez-vous qu'Anna se sentait à ce moment-là ? »

Quelques élèves levèrent la main pour partager leurs réflexions. « Elle a dû se sentir seule », dit Ethan. « Je n'imagine pas à quel point ce serait difficile d'être nouveau et de sentir que personne ne veut te parler. »

« Je serais vraiment triste », ajouta Mia, une camarade de classe qui avait récemment eu ses propres difficultés à s'intégrer après avoir déménagé dans la région.

Alors que la classe écoutait attentivement et compatissait à l'expérience d'Anna, quelque chose changea dans la salle. Les élèves n'étaient plus seulement des camarades de classe, ils étaient des pairs qui comprenaient les vulnérabilités des uns et des autres.

Après qu'Anna ait terminé son récit, Mme Thompson a animé une discussion sur la manière de rendre la classe plus inclusive. Elle demanda : « Que pouvons-nous faire pour que quelqu'un comme Anna se sente vue et entendue ? »

Peu à peu, les idées ont commencé à affluer :

- « On pourrait inviter de nouveaux élèves à se joindre à nous pendant le déjeuner », suggéra Liam.
- « Peut-être qu'on pourrait faire un effort pour inclure des gens quand on travaille sur des projets de groupe », ajouta Mia.
- « Je m'assurerai d'aller discuter si je vois quelqu'un assis seul », dit Ethan.

L'histoire d'Anna a ouvert la porte non seulement à la compréhension de ses sentiments, mais aussi à des actions concrètes qui pourraient améliorer la dynamique de la classe. À la fin de la séance, Mme Thompson a pu voir un changement subtil mais important. Les élèves sont devenus plus attentifs les uns aux autres, et un nouveau sentiment de communauté a commencé à émerger.

Par le simple fait de partager des histoires personnelles, l'expérience d'Anna a aidé ses camarades à mieux comprendre l'impact de l'exclusion et l'importance de la gentillesse. Le partage d'histoires avait favorisé l'empathie, transformant un moment de vulnérabilité en une opportunité collective de croissance et de compassion. Mme Thompson savait que créer un espace pour ce type de conversations conduirait à un changement positif durable, faisant de la classe un lieu où chaque élève se sentirait valorisé et entendu.

Une communication efficace est essentielle pour encourager des relations solides dans tous les aspects de la vie. Se concentrer sur l'écoute active, l'expression saine des émotions, la résolution des conflits et l'empathie permettent aux individus d'améliorer leurs interactions et de tisser des liens plus profonds avec les autres. Ces compétences conduisent à une meilleure compréhension et collaboration tout en contribuant à la croissance personnelle et à l'intelligence émotionnelle. Construire des relations significatives ouvre la voie au soutien, à la joie et au progrès collectif, enrichissant nos vies de multiples façons. En fin de compte, le parcours d'amélioration de la communication et de la connexion est un processus continu, nous permettant de prospérer à la fois personnellement et au sein de nos communautés.

ACTIVITÉ DE JOURNAL INTIME EMPATHIQUE

Prends le temps de réfléchir à chaque question du journal d'empathie. Trouve un moment calme pour réfléchir sans être distrait. Lis attentivement la question et laisse libre cours à tes pensées. Écris tes réponses avec sincérité, en exprimant honnêtement tes sentiments et tes réflexions. Concentre-toi sur tes expériences personnelles, car il n'y a pas de bonnes ou de mauvaises réponses. Tu peux noter les émotions ou les souvenirs qui te viennent à l'esprit. Après avoir répondu, relis tes réflexions pour voir comment elles peuvent améliorer ta compréhension et ta pratique de l'empathie dans la vie quotidienne.

Pense à un livre ou une série qui t'a aidé à mieux comprendre la vie de quelqu'un d'autre. Qu'as-tu appris sur les sentiments ou les difficultés du personnage ? Comment cela a-t-il changé ta façon de comprendre les autres dans la vie réelle ?

Souviens-toi d'une fois récente où tu as rencontré ou parlé à des personnes d'un milieu différent. Qu'as-tu appris d'eux ?
Comment cela t'a-t-il aidé à comprendre sa vie et à te rendre plus empathique ?

Pense à une époque où il était difficile de comprendre quelqu'un à cause d'un stéréotype ou d'une supposition. Qu'as-tu fait pour voir les choses différemment ? Qu'as-tu appris sur toi-même, et comment cela pourrait-il t'aider à être plus compréhensif à l'avenir ?

- Construire des liens significatifs repose sur une communication efficace, qui favorise l'empathie, la confiance et la croissance personnelle dans les relations.

- Des techniques telles que la paraphrase, le hochement de tête et poser des questions ouvertes peuvent améliorer la compréhension et la validation, renforçant les liens émotionnels.

- Il est important de surmonter les distractions, les préjugés et les émotions personnelles pour rester concentré et attentif pendant les conversations.

- Reconnaître et valider les sentiments des autres aide à renforcer les relations en montrant de l'empathie et de l'acceptation.

- Être honnête sur tes sentiments est essentiel pour construire des relations. Utiliser des déclarations incluant le « je » encourage la vulnérabilité et réduit la défensive.

- Comprendre les causes profondes des conflits et communiquer efficacement peut aider à résoudre les désaccords de manière constructive, approfondissant ainsi les liens.

- Cultiver l'empathie à travers des activités comme la lecture, le bénévolat et les discussions ouvertes améliore la compréhension et renforce les relations.

- Reconnaître les traits des amitiés saines, tels que le respect mutuel, le soutien et la compréhension, contribue à la croissance personnelle et au bien-être émotionnel.

- Identifier et traiter les comportements toxiques dans les relations est essentiel pour la santé mentale, et poser des limites peut protéger contre les influences négatives. Tenir un journal intime pour explorer l'empathie peut favoriser la réflexion et la croissance personnelle, aidant les individus à pratiquer l'empathie dans leurs interactions quotidiennes.

- Le développement de la communication et de l'empathie est un processus continu qui enrichit à la fois les relations personnelles et la communauté, favorisant l'intelligence émotionnelle et la croissance partagée.

Conclusion

Les émotions jouent un rôle important dans le façonnement de nos expériences, en particulier pendant le processus de maturation. Pour les adolescents et les jeunes adultes, il peut être particulièrement difficile de gérer leur développement personnel tout en composant avec toute une gamme d'émotions complexes. Ce livre est conçu pour offrir du soutien en fournissant des outils pour comprendre et gérer efficacement les fardeaux émotionnels. Il est conçu non seulement pour ceux qui font face à ces difficultés, mais aussi pour les parents, les tuteurs, les éducateurs et les professionnels du bien-être qui souhaitent guider et aider les jeunes à développer leurs résilience et intelligence émotionnelles.

Reconnaître et comprendre le poids des fardeaux émotionnels est une première étape critique. Ces sentiments se manifestent souvent de manière inattendue, influençant notre perception de nous-mêmes et notre interaction avec les autres. Les reconnaître nous permet de voir que les émotions ne sont pas éphémères mais puissantes qui façonnent notre réalité. Une fois que nous prenons conscience de ces émotions, nous entamons le chemin de la guérison et de la croissance. Même de petits pas en avant peuvent conduire à des changements significatifs, transformant ce qui semblait autrefois accablant en parties gérables.

La résilience émotionnelle est la clé pour gérer les fluctuations de la vie. Elle englobe notre capacité à nous remettre des échecs, à nous adapter aux défis et à progresser avec un nouvel élan. Favoriser la résilience émotionnelle transforme les obstacles en opportunités de développement personnel, qu'il s'agisse de difficultés scolaires, de défis sociaux ou de problèmes individuels. En établissant des stratégies efficaces et des techniques d'adaptation, nous pouvons aborder les difficultés avec assurance, en reconnaissant que la résilience nous donne les moyens de supporter toute épreuve.

La pleine conscience est un autre élément clé dans la quête du bien-être émotionnel. En intégrant des pratiques de pleine conscience comme les exercices de respiration et la méditation dans notre vie quotidienne, nous pouvons réduire le stress et gagner en clarté. Ces pratiques nous encouragent à rester présents, à lâcher prise sur le jugement et les pressions extérieures. En adoptant la pleine conscience, nous pouvons ressentir un calme plus profond et une connexion plus forte et significative avec nous-mêmes et le monde qui nous entoure.

L'acceptation de soi complète la pleine conscience en nourrissant une image positive de soi. Dans un monde souvent porté par la comparaison, accepter qui nous sommes et accepter nos qualités uniques apporte un soulagement du doute de soi. Comprendre que chacun de nous a son propre chemin nous aide à apprécier notre individualité plutôt que de voir nos différences comme des faiblesses. Pratiquer l'auto-compassion encourage la paix intérieure et la confiance authentique, nous permettant de faire taire les discours intérieurs négatifs et de célébrer nos forces.

Ce livre regorge d'enseignements, d'exercices et de stratégies conçus pour aider les adolescents, les parents, les éducateurs et les praticiens du bien-être à développer leur résilience émotionnelle, pratiquer la pleine conscience et embrasser l'acceptation de soi. Ces éléments interconnectés contribuent à renforcer l'intelligence émotionnelle et le bien-être général, facilitant la gestion des défis de la vie avec un sens du but et de la clarté.

Le chemin à venir est un parcours de croissance continue. Adopter ces principes ne signifie pas que les défis disparaîtront, mais cela fournit les outils nécessaires pour les gérer de manière saine et constructive. L'objectif ultime est de devenir plus fort, plus conscient de soi, et capable de vivre une vie en accord avec nos valeurs et aspirations. Faisons ce voyage ensemble en libérant le potentiel en nous pour prospérer et nous épanouir dans un monde en constante évolution.

Éducation financière pour l'indépendance

Comprendre les principes financiers est une étape fondamentale pour acquérir la tranquillité d'esprit et la confiance dans la gestion de ton argent

l est important d'améliorer notre compréhension des finances pour atteindre la paix intérieure. Entre dans le domaine des finances, où chaque décision peut soit favoriser la tranquillité, soit provoquer de l'anxiété. Imagine-toi autonome et sûr de toi en discutant de finances, capable de gérer des dépenses imprévues. Ce chapitre présente des aspects fondamentaux de l'éducation financière, nous dotant des outils essentiels pour naviguer aisément dans les subtilités de la gestion de patrimoine. En apprenant des concepts tels que les revenus, les avoirs et les dettes, nous pouvons redéfinir notre relation à l'argent et nous diriger vers un avenir plus stable et plus épanouissant.

COMPRENDRE LES BASES FINANCIÈRES

Comprendre les concepts financiers fondamentaux est essentiel pour les jeunes adultes qui souhaitent gérer efficacement leur argent. Au cœur de l'éducation financière se trouve la compréhension des termes clés, notamment les revenus, les dépenses, les actifs et les passifs. Ces concepts servent de base pour prendre des décisions financières éclairées. Par exemple, savoir comment suivre ses revenus est un outil puissant. Le revenu ne se limite pas à ton salaire. Il en comprend différents types, tels que le revenu gagné, passif et le revenu de portefeuille. Le *revenu gagné* est l'argent que tu gagnes grâce à ton emploi ou aux services que tu fournis, tandis que le *revenu passif* est l'argent que tu gagnes sans travailler activement sur ce qui génère ce revenu. Une personne peut fournir un certain effort au départ, mais après l'effort initial, ce revenu arrive régulièrement avec un minimum d'effort pour maintenir le projet qui le génère. Les *revenus de portefeuille* incluent les gains issus des dividendes et des intérêts perçus sur différents types de comptes, tels que les comptes d'épargne ou les plus-values provenant de tes investissements. Comprendre ces différentes sources de revenus t'aide à établir un budget plus complet, te permettant non seulement de gérer tes finances mais aussi de te préparer à un succès financier à long terme.

Comprendre ses dépenses, c'est savoir où et comment ton argent sort de ton portefeuille. Les dépenses peuvent être classées de manière générale en types fixes, variables et discrétionnaires, ce qui t'aide à prioriser les dépenses. Les dépenses fixes sont celles qui ne changent pas chaque mois, comme le loyer ou les paiements hypothécaires. Ils restent constants pendant de longues périodes. Les dépenses variables sont des dépenses qui changent d'un mois à l'autre. Par exemple, les quantités de courses changent chaque mois. Les dépenses discrétionnaires sont les articles non essentiels que l'on choisit d'acheter, comme un abonnement Netflix.

Les actifs et les passifs sont des concepts importants à comprendre lorsqu'il s'agit de gérer ton argent. Les actifs sont des choses que tu possèdes et qui ont de la valeur. Cela peut inclure des choses comme ta voiture, l'argent sur ton compte d'épargne, ou des investissements comme des actions ou des obligations. Les actifs aident à construire ton patrimoine et peuvent accroître ta sécurité financière. Certains biens, comme une maison ou une propriété locative, peuvent aussi rapporter de l'argent supplémentaire avec le temps.

Les dettes sont ce que tu dois, comme les prêts, les dettes de carte de crédit ou un prêt immobilier. Ce sont des montants que tu devras rembourser plus tard. Les dettes t'enlèvent de l'argent, ce qui diminue ta richesse. Il est important de gérer efficacement la dette car en avoir trop peut devenir difficile à gérer. L'objectif est de faire croître tes actifs tout en réduisant ce que tu dois chaque fois que tu le peux.

L'éducation financière favorise la confiance dans les discussions financières, atténuant grandement les angoisses liées à l'argent. Bien que les conversations ouvertes sur les finances puissent sembler intimidantes au début, une compréhension solide des concepts financiers permet aux individus de s'engager plus à l'aise et de manière plus assertive. Des sujets tels que la budgétisation, l'investissement et l'épargne peuvent être abordés avec des pairs ou des conseillers avec une facilité et une productivité accrues. Ces sujets seront approfondis dans la section suivante.

STRATÉGIES DE BUDGÉTISATION ET D'ÉPARGNE

Comprendre comment gérer l'argent est l'une des compétences les plus importantes que l'on puisse acquérir à l'adolescence. Tu ne t'en rends peut-être pas encore compte, mais les décisions que tu prends avec ton argent aujourd'hui auront un impact sur ton avenir financier. Que tu économises pour acheter un nouveau téléphone, partir en voyage ou simplement apprendre à gérer tes revenus, établir un budget est essentiel pour tirer le meilleur parti de ton argent. Voici une présentation détaillée de la manière dont tu peux aborder la question du budget, accompagnée d'exemples adaptés à ta situation actuelle.

- **Désirs** : ce sont des objets ou services non essentiels qui améliorent ta qualité de vie mais ne sont pas nécessaires à la survie. Parmi les exemples, on trouve des articles de luxe, des divertissements et des restaurants à l'extérieur.

- **Besoins** : ce sont des exigences essentielles à la survie et au bien-être de base. Les besoins incluent généralement la nourriture, le logement, les vêtements, les soins de santé et l'éducation.

- **Investissements :** les investissements désignent les actifs achetés dans l'attente d'un rendement ou d'une appréciation au fil du temps. Cela peut inclure des actions, des biens immobiliers, des obligations et des fonds communs de placement. Les investissements contribuent à accroître la richesse et à assurer la stabilité financière pour l'avenir.

- **Épargne :** l'épargne consiste à mettre de l'argent de côté pour un usage futur, généralement sur un compte sûr et facilement accessible. Cela peut inclure des fonds d'urgence, des fonds de retraite ou de l'argent destiné à des objectifs spécifiques tels que les déplacements ou les études. L'épargne est importante pour la sécurité financière et peut aider à couvrir des dépenses imprévues.

Besoins

LOGEMENT (25 %–35 %)

Les frais de logement sont généralement associés au loyer ou au coût de la vie. En tant qu'adolescent, tu ne paies peut-être pas encore de loyer, mais si tu contribue aux factures familiales ou si ta situation de logement t'oblige à contribuer, il est important de commencer à y réfléchir.

EXEMPLE

Si tu aides tes parents à payer les factures du foyer, ou si tu paies ta propre chambre, vise à dépenser entre 25 % et 35 % de tes revenus. Par exemple :

- Si tu gagnes 500 $ par mois, tu pourrais contribuer entre 125 $ et 175 $ aux dépenses du foyer

ASSURANCE (10 %–20 %)

L'assurance te protège contre des coûts imprévus comme les soins de santé ou les frais de voiture. En tant qu'adolescent, tu ne paies peut-être pas encore ton assurance santé ou auto, mais tu peux contribuer à la police familiale, ou avoir besoin d'une assurance pour ta propre voiture si tu conduis.

EXEMPLE

Disons que tu travailles à temps partiel et gagnes 500 $ par mois. Tu devrais envisager de mettre de côté 10 % à 20 % de ce montant pour l'assurance.

- De 50 à 100 $ pourraient servir à contribuer à l'assurance auto ou à ton assurance santé

ALIMENTATION (10 %–15 %)

Les coûts alimentaires incluent les courses, les encas et les repas à l'extérieur. À l'adolescence, il est facile de dépenser trop dans ce domaine si l'on mange souvent à l'extérieur. Mais avec un peu d'organisation, il est possible de se faire plaisir tout en respectant son budget.

EXEMPLE

Si tu alloues 10 % à 15 % de tes revenus à l'alimentation, cela pourrait ressembler à ceci :

- Si tu gagnes 500 $ par mois, tu auras 50 à 75 $ pour les courses ou les plats à emporter
- Tu pourrais planifier tes repas pour la semaine, cuisiner à la maison, et économiser pour les week-ends où tu voudrais aller manger quelque chose entre amis

TRANSPORT (10 %–15 %)

Les frais de transport désignent toutes les dépenses liées aux déplacements, comme l'essence, les tarifs de bus ou les laissez-passer pour les transports en commun. Si tu ne conduis pas encore, tes options de transport peuvent simplement inclure une carte de bus ou de métro, mais il est tout de même important de prévoir un budget.

EXEMPLE

Alloue 10 % à 15 % de tes revenus au transport

- Si tu gagnes 500 $ par mois, mets de côté 50 à 75 $ pour le transport
- Si tu dépends des transports en commun, un abonnement mensuel pourrait être dans cette fourchette. Si tu as une voiture, cet argent pourrait servir à l'essence ou à l'entretien

MÉDICAL (5 %-10 %)

Les frais médicaux incluent des visites chez le médecin, des soins médicaux en vente libre, et même des abonnements à la salle de sport. Rester en bonne santé est important, et avoir un budget pour ces dépenses garantit que tu es couvert lorsque tu en as besoin.

EXEMPLE

Réserve 5 % à 10 % pour les frais médicaux

- Si tu gagnes 500 $, cela représente 25 à 50 $ pour couvrir les frais liés à la santé

ÉCONOMIES (10 %-15 %)

Épargner de l'argent est important pour ton avenir. Mettre de côté une partie de tes revenus pour l'épargne signifie que tu construis un coussin financier qui peut t'aider en cas d'urgence ou pour financer des objectifs futurs comme l'université ou une voiture.

EXEMPLE

Essaie d'épargner entre 10 % et 15 % de tes revenus. Par exemple :

- Si tu gagnes 500 $ par mois, essaie d'économiser 50 à 75 $
- Cela peut servir à constituer un fonds d'urgence ou à un objectif précis, comme un nouveau téléphone ou un futur voyage entre amis

Envies

PERSONNEL (5 %-10 %)

Les dépenses personnelles couvrent tout ce qui t'aide à te sentir bien ou à prendre soin de toi, comme les vêtements, les articles de soin personnel ou les divertissements.

EXEMPLE

Prévois 5 % à 10 % de tes revenus pour des dépenses personnelles

- Si tu gagnes 500 $ par mois, tu peux dépenser 25 à 50 $ pour des choses comme de nouveaux vêtements ou une coupe de cheveux

LOISIRS (5 %-10 %)

Les loisirs incluent des activités ludiques comme aller au cinéma, passer du temps avec des amis ou assister à des événements. Faire un budget pour le plaisir te permet de profiter de la vie sans culpabiliser de dépenser de l'argent.

EXEMPLE

Réserve 5 % à 10 % pour les loisirs

- 25 à 50 $ de tes 500 $ de revenus pourraient être consacrés à des activités comme le cinéma, les concerts ou les sorties du week-end

DONS (10 %-15 %)

Donner à ta communauté ou soutenir des causes qui te tiennent à cœur fait une part essentielle de la responsabilité financière. Ce n'est pas forcément une somme énorme, mais mettre de côté un peu d'argent pour faire un don ou aider est une excellente habitude à prendre.

EXEMPLE

Si tu alloues entre 10 % et 15 % pour les dons, cela représente 50 à 75 $ sur tes 500 $ de revenus

- Tu pourrais faire un don à une association locale ou même l'utiliser pour aider un ami dans le besoin

VÊTEMENTS (2 %-5 %)

Les dépenses liées aux vêtements incluent l'achat de nouveaux vêtements, chaussures ou accessoires. Les vêtements neufs peuvent être considérés comme un désir ou un besoin selon l'intention derrière l'achat. Si tu as besoin de vêtements parce que les tiens ne te vont plus, ou s'ils ne conviennent pas à certains événements, alors c'est une raison d'acheter de nouveaux vêtements, et cela serait considéré comme un besoin nécessaire. Si tu achètes de nouveaux vêtements parce que tu veux une nouvelle marque, comme Nike, cela serait considéré comme une envie. C'est un domaine où tu peux réduire tes coûts en achetant intelligemment et en profitant des soldes ou des réductions.

EXEMPLE

Budget 2 % à 5 % pour les vêtements

- Si tu gagnes 500 $, cela fait 10 à 25 $ pour des vêtements ou chaussures neufs

En établissant un budget à l'avance, tu développeras de solides habitudes financières qui te prépareront à un avenir stable et réussi. Faire un budget ne consiste pas seulement à restreindre tes dépenses, c'est faire des choix intelligents et intentionnels avec ton argent afin de profiter de la vie maintenant tout en te préparant à l'avenir !

Conseils pour économiser de l'argent

Économiser de l'argent pendant l'adolescence peut être simple. Cela implique de faire des choix de dépenses éclairés tout en profitant de sa jeunesse. Que tu choisisses d'utiliser de l'argent liquide pour de petites transactions ou que tu utilises des réductions accordées aux étudiants, ces stratégies amélioreront tes compétences en gestion financière et t'aideront à économiser pour tes objectifs futurs. Voyons quelques méthodes pratiques pour commencer !

- **Utilise de l'argent liquide pour les achats essentiels**
  Payer en espèces pour les articles nécessaires peut t'aider à gérer tes dépenses, car remettre physiquement de l'argent semble plus important que d'utiliser une carte.

  EXEMPLE : retire un montant fixe en espèces au début de la semaine pour les dépenses essentielles telles que la nourriture, les transports ou les petits achats. Une fois cet argent dépensé, aucun achat supplémentaire n'est possible.

- **Vérifie ton budget de façon régulière**
  Des contrôles budgétaires réguliers t'aident à rester responsable, permettant des ajustements en cas de changement de revenus ou de dépenses tout en mettant en avant les points d'épargne potentiels.

  EXEMPLE : à la fin de chaque semaine ou chaque mois, évalue tes dépenses pour déterminer si tu as respecté ton budget ou si tu l'as dépassé dans certaines catégories. Ajuste ton budget pour le mois à venir en fonction de tes résultats.

- **Annule les abonnements inutilisés**
  Les abonnements inutilisés peuvent discrètement épuiser tes finances. Éliminer ceux que tu n'utilises pas libère des ressources pour les dépenses ou économies essentielles.

EXEMPLE : si tu n'utilises pas activement un service d'abonnement, résilie-le. Les 10 à 15 $ supplémentaires par mois peuvent soit renforcer ton épargne, soit financer un besoin plus important.

- **Crée un « fonds de loisirs » pour les dépenses de loisirs**
Créer un fonds désigné te permet d'épargner spécifiquement pour des achats agréables ou non essentiels tout en respectant ton budget.

  EXEMPLE : réserve 20 $ par mois à ton « fonds de loisirs » pour des activités de loisirs telles que concerts, sorties au cinéma ou shopping Une fois ton objectif d'épargne atteint, fais-toi plaisir sans culpabilité ni contrainte financière.

- **Découvre des sources gratuites de plaisir**
Participer à des activités gratuites te permet de t'amuser sans mettre tes finances à rude épreuve.

  EXEMPLE : au lieu de dépenser de l'argent pour des divertissements, cherche des événements communautaires gratuits, des parcs locaux ou des bibliothèques à proximité. Sinon, organise une soirée jeux ou un dîner partagé entre amis plutôt que de dîner à l'extérieur.

- **Limite les achats impulsifs**
Les virées shopping impulsives peuvent faire dérailler ton budget, surtout lorsqu'elles sont motivées par l'ennui ou le stress. Poser des limites t'aide à rester financièrement ancré.

  EXEMPLE : avant de faire tes achats, établis une liste détaillée des articles dont tu as réellement besoin et fixe un plafond de dépenses. Si tu ressens l'envie de te faire plaisir, prends un moment pour reconsidérer si ces articles sont vraiment nécessaires, en respectant ton budget.

- **Primes d'épargne et revenus imprévus**
  L'argent supplémentaire provenant des cadeaux, primes ou allocations représente une excellente occasion d'économiser sans entraver ton budget habituel.

  EXEMPLE : si tu reçois un cadeau de 50 $, pense à économiser 40 $ et à réserver 10 $ pour une petite friandise à savourer.

- **Mets en place un système d'enveloppe de billets**
  La stratégie de l'enveloppe d'argent consiste à désigner des montants spécifiques dans des enveloppes identifiées pour différentes catégories telles que l'alimentation, le divertissement et le transport.

  EXEMPLE : commence la semaine avec 100 $ et répartis les fonds dans trois enveloppes : 50 $ pour les courses, 30 $ pour le transport et 20 $ pour le divertissement. Une fois une enveloppe épuisée, les dépenses supplémentaires dans cette catégorie attendent la semaine suivante.

- **Cuisine au lieu de manger à l'extérieur**
  Prépare tes repas peut être bien plus économique que de manger au restaurant ou de commander à emporter.

  EXEMPLE : plutôt que de dépenser 10 $ par jour pour la restauration rapide, préparer le déjeuner à la maison peut coûter seulement 3 à 4 $. Cela peut entraîner des économies de plus de 30 $ par semaine, que tu peux ajouter à tes économies ou utiliser pour d'autres besoins.

- **Fixe-toi des objectifs financiers pour différentes périodes**
  Établir des objectifs financiers à court et long terme apporte une orientation et aide à réduire les dépenses excessives.

EXEMPLES :
Objectif à court terme : économiser 100 $ pour une sortie agréable entre amis dans le mois à venir.
Objectif à long terme : accumuler 500 $ en six mois pour acheter un nouveau téléphone.

- **Surveille régulièrement ton solde bancaire**
  Garder une trace de ton compte bancaire t'évite les surprises inattendues et les découverts.

  EXEMPLE : utilise une application bancaire pour vérifier le solde de ton compte plusieurs fois par mois. Si tes fonds viennent à manquer, envisage de retarder les achats non essentiels jusqu'à ce que tu aies plus d'argent disponible.

- **Résiste à la pression des pairs pour dépenser**
  L'influence sociale peut encourager des dépenses inutiles, mais rester engagé dans ton budget et tes aspirations financières t'aide à éviter ces pièges.

  EXEMPLE : si des amis proposent d'assister à un concert coûteux que tu ne peux pas te permettre, explique poliment ta situation et propose d'explorer ensemble des options moins coûteuses ou gratuites.

- **Profite des réductions accordées aux étudiants**
  De nombreux détaillants et plateformes en ligne proposent des réductions aux étudiants. Les utiliser peut réduire considérablement tes dépenses sur les articles essentiels et désirés.

  EXEMPLE : présente ta carte étudiant dans les magasins et restaurants pour accéder à des réductions. Divers services de streaming et entreprises technologiques proposent souvent des tarifs étudiants spéciaux qui peuvent réduire tes charges financières mensuelles.

Adopter ces approches peut grandement améliorer ta santé financière. En étant conscient de tes habitudes de dépenses et en faisant des choix éclairés, tu peux économiser efficacement tout en profitant de la vie. Que ce soit via un fonds de divertissement détaché ou en profitant de réductions, de petits ajustements conduisent à une croissance financière substantielle.

DÉFINITION D'OBJECTIFS FINANCIERS

Fixer et atteindre des objectifs financiers joue un rôle essentiel dans l'obtention de l'indépendance financière. Ces objectifs servent de feuille de route, guidant les individus vers un avenir financier sûr et prospère. Apprendre à identifier, planifier et gérer ces objectifs garantit une approche ciblée, aidant chacun à rester sur la bonne voie vers une stabilité financière à long terme.

Identifier des objectifs financiers marque le début du chemin vers l'éducation financière. Il est important de distinguer les objectifs à court terme des objectifs à long terme, car cette différenciation aide à clarifier les priorités et à maintenir le focus. Les objectifs à court terme peuvent inclure l'épargne pour des vacances ou un gadget, tandis que les ambitions à long terme peuvent inclure l'achat d'une maison ou la planification de la retraite. Chaque type d'objectif nécessite des stratégies et des délais différents. Par exemple, lorsque tu épargnes pour un objectif à court terme, tu peux utiliser un compte d'épargne pour un accès rapide et un risque faible. En revanche, les objectifs à long terme peuvent impliquer des investissements comme les actions ou les obligations, qui offrent généralement des rendements plus élevés sur le long terme mais comportent un risque plus élevé.

Se fixer des objectifs signifie aussi qu'ils doivent être réalistes. Il n'y a guère de sens à viser à économiser un montant irréaliste si ton revenu actuel ne le soutient pas. Au contraire, en comprenant ce qui est réalisable, tu maintiens ta motivation et évite la frustration. Veiller à la pertinence permet de maintenir tes objectifs en adéquation avec tes valeurs personnelles et ta vision à long terme, ce qui facilite la prise de décisions telles que privilégier le remboursement de tes dettes plutôt que les achats de luxe. Enfin, la définition d'objectifs assortis de délais crée un sentiment d'urgence, encourageant ainsi la poursuite d'efforts constants et empêchant la procrastination. Ce calendrier structuré offre également la possibilité de procéder à des examens et à des ajustements réguliers, garantissant ainsi la responsabilité des progrès réalisés (*SMART Goals*, s.d.).

Une fois les objectifs identifiés et les critères SMART appliqués, il est essentiel d'élaborer un plan d'action concret. Cela implique de décomposer les aspirations générales en tâches plus petites et plus faciles à gérer. Par exemple, si ton objectif est de voyager à l'étranger, un plan d'action inclurait des étapes telles que fixer des objectifs mensuels d'épargne, rechercher les coûts, réserver à l'avance et ajuster ses habitudes de dépense. Ces actions concrètes rendent les objectifs intimidants moins accablants et plus réalisables.

Un plan financier concret comprend également l'élaboration d'un budget pour suivre les revenus et les dépenses par rapport à chaque objectif. Le budget permet de prendre des décisions intentionnelles concernant les dépenses, l'épargne et l'investissement, garantissant que chaque choix financier contribue à l'atteinte de tes objectifs fixés. Envisage d'utiliser des outils comme des tableaux Excel ou des applications conçues pour aider à catégoriser les dépenses et visualiser le respect du budget. Un suivi régulier de ton budget souligne la responsabilité, ce qui renforce la discipline et améliore les chances de succès.

Il est important pour maintenir le progrès d'un suivi régulier, l'étape finale pour atteindre avec succès les objectifs financiers. Suivre les progrès consiste à évaluer à quel point tu respectes ton plan et à quel point tu atteins tes objectifs. Un examen régulier de tes progrès te permet d'identifier les domaines qui pourraient nécessiter des ajustements, que ce soit pour affiner ton plan d'épargne ou réévaluer tes décisions d'investissement. Cette attention continue aide à maintenir la discipline, évite la stagnation et assure un élan continu vers l'atteinte de tes objectifs financiers. De plus, maintenir la responsabilité est crucial pour atteindre ses objectifs financiers. Partager tes objectifs avec un ami de confiance ou un conseiller financier peut t'apporter une motivation et un soutien supplémentaires. Le fait d'avoir quelqu'un à qui rendre compte régulièrement offre un encouragement externe à rester engagé, et cette personne peut fournir des commentaires constructifs lorsque cela est nécessaire.

Assure-toi également de prendre le temps de célébrer tes réussites tout au long de ce parcours. Reconnaître quand tu as atteint un cap ou un objectif stimule la progression et cultive un état d'esprit positif vers de nouvelles réussites. Chaque célébration symbolise un progrès et rappelle ce qu'une gestion financière disciplinée peut accomplir. Qu'il s'agisse d'une petite récompense ou d'une reconnaissance publique de ton succès, célébrer les victoires maintient l'enthousiasme élevé.

Éviter les erreurs courantes est tout aussi important. Souvent, les individus se préparent à la déception en fixant des objectifs irréalistes sans prendre en compte leur situation financière actuelle. Pour éviter cela, il est essentiel de revoir d'abord ton budget et de commencer par des objectifs réalisables. Établir des étapes initiales plus petites crée une base solide pour travailler progressivement vers des objectifs plus ambitieux.

Avoir un plan clair est indispensable. Sans trajectoire concrète, même les objectifs les mieux définis risquent de stagner. Établis des stratégies et considère les éventuels revers afin d'assurer une flexibilité dans l'adaptation des plans sans dévier de l'objectif. Suivre les progrès de façon constante par différentes méthodes, que ce soit via des applications ou des cahiers portables, garantit une correspondance à tes aspirations et une reconnaissance rapide des obstacles.

De nombreux outils sont disponibles pour t'aider à suivre et gérer tes objectifs financiers. Les applications et plateformes en ligne proposent des fonctionnalités telles que des rappels, des graphiques de progression et des analyses personnalisées, qui simplifient le processus et renforcent la motivation. Ces ressources offrent une vision claire de tes progrès, t'aidant à rester organisé et à effectuer des ajustements si nécessaire. En proposant des mises à jour en temps réel, elles te permettent de rester concentré et adaptable, garantissant ainsi que tu travailles régulièrement vers tes objectifs financiers.

ÉVITER LES PIÈGES DE LA DETTE

Comprendre la dette est un aspect essentiel de l'éducation financière, car cela te permet de prendre des décisions d'emprunt éclairées, importantes pour maintenir ton indépendance financière. La dette peut prendre diverses formes, chacune avec son propre ensemble de caractéristiques et de conséquences. Par exemple, les prêts étudiants comportent souvent des taux d'intérêt plus bas et des options de remboursement flexibles, ce qui les rend plus faciles à gérer, comparé aux dettes de carte de crédit, qui entraînent généralement des taux d'intérêt élevés et de lourdes pénalités en cas de paiement manqué. Les hypothèques, ou prêts immobiliers, sont une autre forme de dette, généralement considérée comme plus gérable en raison de leur nature garantie. Cependant, elles nécessitent une compréhension claire des engagements à long terme et de la manière dont les intérêts s'accumulent au fil du temps. Reconnaître les différences entre ces types de dettes aide les individus à aborder le déroulement avec plus de compréhension et de planification.

Les dettes à taux d'intérêt élevé, en particulier les cartes de crédit, peuvent devenir un fardeau important si elles ne sont pas bien gérées. Les cartes de crédit attirent souvent les utilisateurs avec la promesse d'acheter maintenant et de payer plus tard, mais cette commodité a un coût élevé si les soldes ne sont pas payés en totalité chaque mois. Il est essentiel d'être conscient de l'impact d'une telle dette pour prendre de meilleures décisions financières. Par exemple, il est crucial de comprendre que les paiements minimums couvrent principalement les intérêts plutôt que de réduire le capital de la dette. Cette prise de conscience incite les particuliers à explorer d'autres solutions, comme le regroupement de dettes ou la recherche d'options de financement à taux d'intérêt plus bas. Les prêts de consolidation, par exemple, permettent aux emprunteurs de regrouper plusieurs dettes en un seul plan de remboursement, souvent à un taux d'intérêt plus bas, ce qui simplifie le processus de remboursement.

Il est essentiel de mettre en place des stratégies pratiques de gestion de la dette pour donner la priorité au remboursement et atteindre la stabilité financière. L'élaboration d'un plan de remboursement détaillé est une stratégie efficace. Cela implique de lister toutes les dettes existantes ainsi que leurs taux d'intérêt et obligations mensuelles. Une fois cela défini, se concentrer d'abord sur les dettes à taux d'intérêt élevé, souvent appelée la méthode de « l'avalanche de dettes », peut permettre d'économiser de l'argent à long terme en réduisant les paiements d'intérêts globaux. L'automatisation des paiements garantit la cohérence et évite les échéances manquées, qui pourraient autrement entraîner des frais supplémentaires et nuire aux scores de crédit.

Une autre approche stratégique consiste à mettre en place la méthode de la « boule de neige de la dette », où les petites dettes sont d'abord remboursées pour créer de l'élan. Cette victoire psychologique renforce le moral et la motivation, encourageant le maintien du respect du plan de remboursement. Mettre de côté des fonds supplémentaires ou des gains exceptionnels, tels que des remboursements d'impôts ou des primes, spécifiquement pour les paiements de dettes, accélère le chemin vers la libération de dettes. Il est essentiel de surveiller de près les habitudes de dépenses, afin de limiter les dépenses inutiles afin de s'aligner sur les objectifs financiers.

Développer de saines habitudes de crédit est essentiel pour réduire les coûts d'emprunt et ouvrir des opportunités futures. Une bonne solvabilité est essentielle à ce processus, car il est déterminé par des facteurs tels que tes antécédents en matière d'endettement, ta capacité de remboursement et tes taux d'utilisation du crédit. Maintenir une bonne solvabilité permet d'accéder à de meilleurs taux d'intérêt et à des conditions de prêt plus efficaces. Des actions simples comme maintenir des soldes bas de cartes de crédit, payer les factures à temps et éviter les lignes de crédit inutiles peuvent toutes améliorer ta solvabilité. Même après avoir remboursé tes dettes, consulter régulièrement ton rapport de solvabilité aide à te protéger contre le vol d'identité et les erreurs qui pourraient nuire à ta situation financière.

L'introduction d'outils d'automatisation, d'applications de budgétisation ou de planificateurs financiers en ligne peut renforcer ces concepts en te maintenant organisé et engagé envers tes objectifs financiers. Ces outils fournissent des informations détaillées sur tes dépenses et des alertes en temps réel, ce qui peut t'aider à suivre les dépenses et à éviter des dépenses excessives, une cause fréquente de dettes. De plus, les services de conseil de crédit offrent des conseils personnalisés à ceux qui ont besoin d'aide pour mieux gérer leurs finances.

Être proactif dans la gestion des dettes et la construction de bons crédits ouvre la voie à un avenir financier sûr. Armés de connaissances et de stratégies d'action bien définies, les individus acquièrent la capacité de prendre des décisions éclairées, réduisant la dépendance aux fonds empruntés tout en améliorant les opportunités pour la construction de richesse (*10 stratégies pour éviter de s'endetter*, s.d. ; Morgan, 2024).

IMPORTANCE DE L'ÉDUCATION FINANCIÈRE

Le besoin d'éducation financière n'a jamais été aussi important, surtout pour les enfants qui apprennent à naviguer dans des systèmes financiers complexes. Il est essentiel pour les éducateurs et les parents d'inculquer tôt l'éducation financière aux enfants, car cela leur donne les connaissances et compétences nécessaires pour faire des choix éclairés à l'avenir. Avec l'augmentation de l'accès au crédit et aux opportunités d'investissement, les individus sont confrontés à de nombreuses décisions pouvant affecter leur bien-être financier. L'éducation financière pose les bases de cette conception, donnant aux enfants les moyens d'aborder ces décisions avec confiance et, en fin de compte, favorisant la sécurité financière et l'indépendance tout au long de leur vie.

L'éducation financière sensibilise aux techniques essentielles de gestion de l'argent. Comprendre les bases du budget, de l'épargne, de l'investissement et de la gestion de la dette offre aux individus les outils essentiels pour prendre des décisions financières bien formées. Par exemple, maîtriser l'art de créer et respecter un budget permet aux individus de gérer efficacement leurs revenus, s'assurant de pouvoir couvrir leurs besoins immédiats tout en économisant pour des objectifs futurs. Ces connaissances fondamentales peuvent éviter de nombreux pièges courants liés à une mauvaise gestion de l'argent, comme l'accumulation de dettes inutiles ou l'incapacité à épargner en cas d'urgence.

L'éducation financière encourage un comportement financier responsable et une prise de décision. Comprendre les principes financiers tels que les taux d'intérêt, l'inflation et la gestion des risques aide les individus à évaluer les conséquences potentielles de leurs décisions financières. Les personnes financièrement instruites sont mieux placées pour peser le pour et le contre de s'endetter, d'investir dans certains actifs ou de réaliser de gros achats. Ce discernement est essentiel pour favoriser des habitudes financières positives qui ouvrent la voie à un avenir économique stable.

L'un des principaux avantages d'une connaissance financière accrue est le gain de confiance qu'elle apporte aux individus dans la gestion des finances. Beaucoup de personnes se sentent submergées par la complexité des finances personnelles, ce qui peut entraîner anxiété et stress. Cependant, lorsque les individus ont une bonne compréhension des concepts financiers, ils se sentent plus à même de gérer efficacement leur argent et de prendre le contrôle de leur avenir financier. Ils sont plus susceptibles d'adopter des comportements proactifs tels que la révision régulière de leurs états financiers, la comparaison des produits financiers avant d'effectuer un achat et la demande de conseils lorsque cela est nécessaire.

La formation continue et la capacité à s'adapter aux évolutions financières sont essentielles pour améliorer l'éducation financière. Le paysage financier évolue constamment en raison des avancées technologiques, des évolutions réglementaires et des fluctuations économiques mondiales. Ainsi, rester informé de ces changements est essentiel pour maintenir la stabilité financière. Par exemple, l'essor de la banque numérique et des cryptomonnaies a introduit de nouvelles opportunités et risques qui nécessitent une réflexion approfondie. S'engager dans un apprentissage continu en finance permet aux individus de mieux anticiper et s'adapter aux changements, tout en maintenant leur résilience financière.

L'éducation financière étend également ses bénéfices au-delà des gains individuels, contribuant au bien-être social plus large. Une population financièrement alphabétisée est plus susceptible d'adopter des comportements favorisant la croissance économique et la stabilité. Par exemple, les personnes éduquées financièrement sont plus susceptibles d'épargner pour la retraite, ce qui réduit la pression sur les régimes de retraite publics. Ils sont également plus enclins à investir dans les entreprises et l'innovation, stimulant le développement économique et la création d'emplois. Une société qui valorise l'éducation financière favorise un environnement où les individus se sentent soutenus dans leurs démarches financières, ce qui conduit à une diminution des inégalités et à une mobilité sociale accrue.

L'impact positif de l'éducation financière est bien documenté. Des études ont montré que la participation à des programmes d'éducation financière conduit à des résultats financiers non prouvés, tels que des taux d'épargne plus élevés, une baisse des niveaux d'endettement et une participation accrue aux régimes de retraite (*Benefits of Financial Education,* s.d.). Ces avantages soulignent l'importance d'intégrer l'éducation financière dans divers aspects de la vie, y compris les écoles, les lieux de travail et les programmes communautaires. Veiller à ce que l'éducation financière soit accessible et inclusive permet aux personnes issues de milieux divers d'acquérir les compétences nécessaires pour atteindre l'indépendance financière.

La mise en œuvre des initiatives d'éducation financière devrait être une priorité pour les gouvernements, les établissements d'enseignement et les organisations. Les parents et les éducateurs peuvent contribuer de manière significative au développement et au soutien de ces programmes grâce à leur implication active. Les programmes adaptés à des groupes démographiques spécifiques, tels que les adolescents et les jeunes adultes, peuvent répondre aux défis et opportunités uniques auxquels sont confrontés différents groupes. Par exemple, les programmes éducatifs destinés aux jeunes adultes pourraient couvrir des sujets tels que la gestion des prêts étudiants, la compréhension de la solvabilité et la planification des objectifs financiers à long terme. Impliquer les parents dans des discussions sur l'éducation financière et encourager les éducateurs à intégrer des sujets financiers dans le programme peut créer un environnement favorable. Ces stratégies ciblées contribuent à garantir que l'éducation financière soit à la fois pertinente et efficace.

De plus, l'utilisation de la technologie peut accroître la portée et l'efficacité de l'éducation financière. Les plateformes en ligne, applications et outils interactifs offrent des moyens engageants et pratiques pour les individus d'apprendre la finance individuelle. Ces ressources peuvent offrir des retours personnalisés et simuler des scénarios financiers réels, permettant aux utilisateurs de s'exercer à la prise de décision dans un environnement à faible risque. L'utilisation de la technologie rend l'éducation financière plus dynamique et mieux adaptée aux besoins des apprenants.

COMMENT LA TECHNOLOGIE AIDE LES ADOLESCENTS À APPRENDRE À CONNAÎTRE L'ARGENT

L'éducation financière est l'une des compétences de vie parmi les plus importantes qu'un adolescent puisse développer, pourtant elle est rarement mise en avant dans l'éducation traditionnelle. À mesure que les adolescents commencent à gagner de l'argent grâce à des emplois à temps partiel ou à recevoir des allocations, ils font souvent face à des décisions financières concrètes sans avoir la connaissance nécessaire pour les gérer. Heureusement, la technologie intervient pour combler ce vide. Les adolescents d'aujourd'hui ont accès à une grande variété d'outils, comme des applications mobiles et des calculatrices interactives, qui rendent l'apprentissage de l'argent non seulement plus facile, mais aussi engageant, personnalisé et amusant. Ces outils offrent aux adolescents l'opportunité de développer tôt de fortes habitudes financières, préparant ainsi le terrain pour une prise de décision financière confiante et éclairée à l'âge adulte.

EveryDollar

EveryDollar est une application de budgétisation basée sur la budgétisation à base zéro, une méthode où les utilisateurs attribuent chaque dollar de leur revenu à un objectif spécifique. Conçue pour encourager une planification financière proactive, l'application est simple : les adolescents saisissent combien d'argent ils possèdent, que ce soit d'un emploi, d'allocation ou de cadeaux, puis les réaffectent à des catégories comme épargne, dépenses et dons. L'application aide les utilisateurs à voir combien ils ont planifié par rapport à ce qu'ils ont réellement dépensé, encourageant ainsi des ajustements, si nécessaire. La saisie manuelle est gratuite, tandis que la version premium se connecte aux comptes bancaires et suit automatiquement les transactions.

AVANTAGES

- Elle enseigne le concept du budget base zéro et de l'utilisation intentionnelle de l'argent
- Elle sensibilise les jeunes à la destination de leur argent et à la manière de planifier leurs dépenses
- Encourage la prise de décision en aidant les adolescents à hiérarchiser leurs dépenses
- Elle renforce la responsabilité financière et la discipline au fil du temps
- Elle offre une expérience pratique de la gestion et de l'ajustement d'un budget mensuel

Zogo

Zogo est une application d'éducation financière conçue spécifiquement pour les adolescents et les jeunes adultes. Elle décompose des sujets financiers complexes, tels que la budgétisation, le crédit, l'investissement et les impôts, en courtes leçons ludiques. Chaque sujet est enseigné à travers des modules suivis de quiz. Compléter les modules permet aux utilisateurs de gagner des « ananas », qui peuvent être échangés contre des cartes cadeaux. Grâce à son système interactif basé sur la récompense, Zogo garde les utilisateurs motivés pendant leur apprentissage.

AVANTAGES

- Couvre un large éventail de sujets financiers dans un format engageant

- Encourage la rétention avec de courts quiz et un retour instantané
- Rend l'éducation financière amusante et accessible à tous les niveaux de compétence
- Renforce les concepts clés par la répétition et des incitations ludiques
- Développe une compréhension concrète des sujets financiers cruciaux auxquels les adolescents seront confrontés

YNAB (You Need A Budget/Vous avez besoin d'un budget)

YNAB est une application de budget qui se concentre sur une planification financière tournée vers l'avenir. Au lieu de budgétiser mensuellement, YNAB apprend aux utilisateurs à budgéter uniquement l'argent dont ils disposent déjà, les encourageant à allouer les fonds avec intention. L'application propose des vidéos éducatives, des ateliers et des ressources pour aider les adolescents à développer des habitudes intelligentes. YNAB met l'accent sur la flexibilité et le contrôle, si les utilisateurs dépensent trop dans une catégorie, ils apprennent à s'ajuster en puisant dans une autre.

AVANTAGES

- Favorise une budgétisation et une planification adaptatives en temps réel
- Renforce la priorisation et l'adaptation aux besoins changeants
- Développe une prise de conscience financière grâce à une prise de décision concrète
- Comprend des ressources d'apprentissage intégrées pour une compréhension plus approfondie
- Développe des habitudes financières proactives et une réflexion à long terme

GoHenry

GoHenry combine une carte de débit prépayée pour adolescents avec une application d'éducation financière. Les parents peuvent charger de l'argent sur la carte et l'attribuer à différents usages, comme dépenser, épargner ou donner. Les adolescents utilisent l'application pour gérer leur argent et accomplir des « missions financières » éducatives sur la budgétisation, l'épargne et la responsabilité financière. Les parents reçoivent des mises à jour en temps réel et peuvent fixer des limites de dépenses, permettant ainsi une autonomie guidée.

AVANTAGES

- Combine la pratique réelle avec des modules d'apprentissage intégrés
- Enseigne les bases du gain, de l'épargne et du budget grâce à l'expérience
- Offre un environnement sûr pour apprendre des choix financiers
- Encourage la responsabilité et l'indépendance financière
- Ouvre des conversations familiales structurées sur l'argent

Bankaroo

Bankaroo est une application bancaire virtuelle qui permet aux enfants et aux adolescents de simuler la gestion de l'argent. Il permet aux utilisateurs de suivre les revenus virtuels, de fixer des budgets et d'allouer de l'argent vers différents objectifs d'épargne. Comme il n'y a pas d'argent réel, c'est un environnement sans pression pour développer des compétences financières fondamentales. Les parents ou les enseignants peuvent ajouter des dépôts virtuels, et les adolescents enregistrent manuellement les « achats » pour refléter leurs dépenses.

AVANTAGES

- Enseigne les bases de l'éducation financière dans un espace sûr et contrôlé
- Encourage l'épargne, la planification et la budgétisation sans risque réel
- Renforce tôt la confiance grâce aux concepts de gestion de l'argent
- Idéale pour les préadolescents qui commencent à comprendre les finances
- Favorise l'indépendance et la pensée orientée vers les objectifs

HowTheMarketWorks

HowTheMarketWorks est une plateforme de simulation boursière qui permet aux adolescents d'investir de l'argent virtuel sur des marchés en temps réel. Les utilisateurs reçoivent un portefeuille fictif, généralement d'une valeur de 100 000 dollars, pour acheter et vendre des actions, élaborer des stratégies et suivre les performances. La plateforme inclut des leçons sur l'investissement, la gestion des risques, la diversification et les indicateurs économiques. Elle est largement utilisée dans les écoles et les clubs d'investissement pour enseigner les fondamentaux du trading et de la croissance à long terme.

AVANTAGES

- Démontre comment fonctionne l'investissement à travers la simulation
- Enseigne la prise de risques, la stratégie et l'analyse de marché sans perte financière
- Encourage la pensée critique et la conscience économique
- Soutient l'apprentissage par l'expérimentation et la réflexion
- Aide les adolescents à explorer l'investissement avant d'utiliser de l'argent réel

Simulateur de solvabilité de NerdWallet

Le simulateur de solvabilité de NerdWallet permet aux utilisateurs de voir comment différentes actions, comme rembourser une dette, manquer un paiement ou ouvrir une carte de crédit, pourraient impacter la solvabilité. Bien que les adolescents ne soient pas encore solvables, cet outil les aide à comprendre comment le comportement financier affecte le pouvoir d'emprunt futur. Il est interactif et visuel, montrant des changements de solvabilité estimés et basés sur des décisions simulées.

AVANTAGES

- Explique comment la solvabilité est calculée et influencée
- Aide les adolescents à comprendre les conséquences des comportements liés à l'emprunt
- Construit des connaissances avant d'entrer dans le système de crédit
- Encourage de bonnes habitudes comme les paiements ponctuels et permet d'éviter l'endettement inutile
- Offre une manière sans risque d'explorer le fonctionnement du crédit

Goodbudget

Goodbudget est une application numérique de budgétisation par enveloppes qui aide les utilisateurs à planifier et à suivre leurs dépenses. Au lieu de se lier directement à des comptes bancaires, les utilisateurs allouent principalement des fonds dans des « enveloppes » virtuelles pour des catégories comme les courses, le loyer ou le divertissement. Cette méthode encourage les dépenses intentionnelles et la planification financière proactive.

AVANTAGES

- Enseigne une budgétisation disciplinée basée sur des catégories en utilisant la méthode de l'enveloppe

- Encourage les dépenses conscientes en exigeant des saisies manuelles des transactions
- Facilite le partage du budget entre membres de la famille ou partenaires
- Offre une interface claire et directe sans distractions inutiles
- Aide les utilisateurs à prioriser les dépenses en fonction de leurs valeurs et objectifs personnels

PocketGuard

PocketGuard est une application de budget conçue pour simplifier la gestion de l'argent en montrant aux utilisateurs combien de revenu disponible ils disposent après avoir pris en compte les factures, objectifs et nécessités. En les liant aux comptes financiers, il catégorise automatiquement les dépenses et suit les dépenses en temps réel. L'application propose également des fonctionnalités comme le suivi des abonnements et un plan de remboursement de dettes.

AVANTAGES

- Fournit une vue d'ensemble claire des fonds disponibles pour éviter les dépenses excessives
- Automatise la catégorisation des dépenses et suit les habitudes de dépenses
- Identifie les abonnements récurrents et aide à les gérer ou à les annuler
- Propose des outils pour créer et suivre un plan de remboursement personnalisé
- Soutient la fixation des objectifs et surveille les progrès vers les objectifs financiers

Honeydue

Honeydue est une application financière conçue pour que les couples gèrent leur argent ensemble. Il permet aux partenaires de lier des comptes, de définir des budgets, de suivre les dépenses et de communiquer sur les finances dans l'application. Les utilisateurs peuvent choisir quelles informations partager, favorisant la transparence et la collaboration sans compromettre la vie privée.

AVANTAGES

- Facilite une communication financière ouverte entre partenaires
- Permet des paramètres de partage personnalisables pour les comptes individuels et joints
- Fournit des rappels de facture pour éviter les paiements manqués
- Permet de la messagerie intégrée à discuter des transactions et des budgets
- Aide les couples à aligner leurs objectifs financiers et leurs habitudes de dépenses

Empower

Empower est une application financière complète qui combine des outils de budgétisation avec des fonctionnalités telles que l'épargne automatisée, le suivi des investissements et la fixation d'objectifs financiers. Elle offre une vision globale de la santé financière des utilisateurs en agrégeant divers comptes et en fournissant des informations sur les habitudes de dépense. De plus, Empower propose des avances de fonds pour aider à couvrir les dépenses imprévues.

AVANTAGES

- Agrège plusieurs comptes financiers pour une vue d'ensemble unifiée
- Aide à définir et suivre des objectifs financiers personnalisés

- Propose des fonctionnalités d'épargne automatisée pour encourager des habitudes d'épargne cohérentes
- Fournit un suivi des investissements pour surveiller la performance du portefeuille
- Propose des avances de fonds jusqu'à 300 $ sans vérification de crédit ni intérêts

Credit Karma

Credit Karma est une application financière gratuite qui offre aux utilisateurs l'accès à leurs scores de crédit, rapports de crédit et recommandations personnalisées pour les résultats financiers. Il propose également des outils tels qu'un simulateur de solvabilité, la surveillance d'identité et des calculateurs financiers pour aider les utilisateurs à comprendre et améliorer leur situation financière.

AVANTAGE

- Offre un accès gratuit à la solvabilité et aux rapports des principaux bureaux
- Propose des analyses et des recommandations personnalisées pour améliorer la santé financière
- Comprend un simulateur de solvabilité pour prédire l'impact des décisions financières
- Surveille le vol d'identité et alerte les utilisateurs en cas de violations potentielles
- Aide les utilisateurs à trouver et comparer des produits financiers adaptés à leur profil

Emma

Emma est une application de gestion financière qui se connecte aux comptes bancaires des utilisateurs pour fournir des informations en temps réel sur les dépenses, la budgétisation et l'épargne. Elle identifie les abonnements, suit les dépenses et propose des outils pour fixer des budgets et des objectifs financiers. Emma inclut également des fonctionnalités comme des offres de cashback et des rapports de loyer aux agences de crédit.

AVANTAGE

- Agrège plusieurs comptes pour une vue d'ensemble financière complète
- Détecte et suit automatiquement les abonnements récurrents
- Fournit des outils de budgétisation et d'analyse des dépenses pour promouvoir la sensibilisation financière
- Propose des offres de cashback pour aider les utilisateurs à économiser sur les achats
- Signale les paiements de loyer aux agences de crédit pour aider à construire un historique de crédit

Un exemple de l'importance de l'éducation financière

Quand Alex était petite, ses parents ne lui ont pas beaucoup appris sur l'argent. Elle savait comment le dépenser, mais ne comprenait pas comment le gérer. Adolescente, Alex a obtenu son premier emploi à temps partiel et était ravie de gagner son propre revenu. Cependant, lorsqu'elle alla le dépenser, elle se rendit vite compte qu'elle n'avait pas de plan pour cela. Elle achetait des vêtements, passait du temps avec ses amis, et ne pensait pas beaucoup à l'avenir. Finalement, elle s'est retrouvée avec peu ou pas d'économies, et son solde de compte courant était plus bas que prévu. Elle ne savait pas comment établir un budget, économiser ou gérer son argent de manière à assurer sa réussite.

Ce n'est qu'après le début de l'université qu'Alex a compris l'importance de l'éducation financière. Son école proposait des ateliers sur la budgétisation, l'épargne et la gestion des dépenses, et elle a décidé d'en suivre un. Cet atelier a complètement changé sa vision de l'argent. Elle apprit à suivre ses dépenses, à commencer à économiser, même si ce n'était qu'une petite somme, et à éviter les dépenses inutiles. Alex a commencé à appliquer ces leçons dans sa vie quotidienne et, avec le temps, elle a développé des habitudes financières qui l'ont aidée à prendre des décisions plus intelligentes. Elle a compris que l'éducation financière ne consiste pas seulement à savoir comment dépenser, mais à faire des choix éclairés qui garantissent un succès financier à long terme.

Cette connaissance a aidé Alex à prendre le contrôle de ses finances et lui a donné confiance dans sa capacité à prendre des décisions financières intelligentes. Avec le recul, elle reconnaît l'importance d'enseigner ces compétences aux jeunes dès le plus jeune âge. Si elle avait compris ces concepts enfant ou adolescente, elle aurait été mieux préparée à gérer son argent et à faire des choix éclairés bien plus tôt.

L'éducation financière est quelque chose auquel tout le monde devrait avoir accès, que ce soit par les parents, les éducateurs ou des programmes communautaires, afin que les générations futures puissent éviter le stress et l'incertitude liés à une mauvaise gestion financière.

- Comprendre les concepts financiers est essentiel pour obtenir la tranquillité d'esprit, car cela permet aux individus de prendre des décisions éclairées sur la gestion de leur argent.

- Connaître des termes financiers de base comme revenus, dépenses, actifs et passifs est essentiel pour gérer efficacement l'argent et prendre des décisions financières éclairées.

- Un budget efficace aide à allouer les fonds vers des domaines clés tels que le logement (25 %–35 %), l'assurance (10 %–20 %), l'alimentation (10 %–15 %), et les économies (10 %–15 %).

- Budgétiser les dons (10 %–15 %) et les dépenses personnelles (5 %–10 %) favorise la responsabilité financière et le soin personnel.

- Développer une habitude d'épargne, fixer des objectifs financiers réalisables et utiliser des systèmes d'épargne automatisés peuvent offrir une sécurité financière et préparer les individus à des coûts imprévus.

- Reconnaître les différents types de dettes et adopter des stratégies telles que les méthodes « avalanche » ou « boule de neige » peut réduire les tensions financières et favoriser la stabilité à long terme.

- L'éducation financière précoce et continue fournit aux individus les connaissances nécessaires pour faire des choix éclairés, favoriser un comportement financier responsable et améliorer la santé financière globale.

- Rester informé des évolutions du paysage financier grâce à un apprentissage continu aide les individus à rester résilients et à s'adapter aux nouveaux défis.

- Construire un réseau de soutien et utiliser des outils comme les applications de budgétisation et les programmes d'éducation financière peut améliorer la culture financière et favoriser une meilleure gestion de l'argent.

- En améliorant l'éducation financière et en appliquant des techniques efficaces de budgétisation et d'épargne, les individus peuvent progresser vers l'indépendance financière, réduisant le stress et créant des opportunités pour un avenir plus épanouissant.

Remerciements

Ce livre est l'aboutissement d'expériences personnelles et professionnelles qui ont façonné mon parcours d'apprentissage pour libérer la douleur et les traumatismes passés, et d'embrasser la liberté des nouveaux départs. Écrire ces pages a été à la fois un processus de guérison et un privilège, et je me sens profondément honoré de pouvoir tendre la main aux adolescents, parents, éducateurs et guérisseurs qui pourraient trouver force et encouragement dans ces mots.

Je dois ma plus profonde gratitude à mes parents, dont l'amour et les valeurs ont posé les bases de ma résilience, ainsi qu'à mes sœurs, dont la présence a été une source constante de réconfort et d'inspiration. À mes enfants, qui continuent de me rappeler la beauté de la croissance, du changement et de l'amour inconditionnel, vous êtes mes plus grands enseignants. Je suis tout aussi reconnaissant envers mes amis proches qu'envers les nombreuses personnes spéciales qui ont croisé mon chemin, chacune laissant derrière elle des leçons précieuses et des encouragements qui m'ont aidé à grandir.

Ce livre n'aurait pas été possible sans la sagesse, le soutien et la gentillesse de tous ceux qui ont cru en moi et m'ont inspiré à persévérer. Ta foi a alimenté ma passion à partager ce message de guérison et d'espoir avec les autres.

Du fond du cœur, je vous en suis sincèrement et éternellement reconnaissant.

Références

Ackerman, C. (20 mars 2017). *25 techniques et fiches de TCC pour la thérapie cognitivo-comportementale.* Psychologie positive. https://positivepsychology. com/cbtcognitive-behavioral-therapy-techniques-worksheets/

Tout ce que vous devez savoir sur les relations saines. (s.d.). *Services de conseil en santé mentale et corporelle.* https://mindbodycounselingreno.com/blog/ relationships/all-you-need-to-know-about-healthy-relationships/

Andrews, A. J. (17 septembre 2024). *Comment adopter la pleine conscience : un guide pour vivre l'instant présent.* Medium. https://medium.com/ zone-of-freedom/howto-embrace-mindfulness-a-guide-to-living-in-the-moment-95e0362ca7e2

Aquin, J. P., El-Gabalawy, R., Sala, T., & Sareen, J. (2017). Troubles anxieux et affections médicales générales : recherches actuelles et orientations futures. *American Psychiatric Publishing, 15*(2), 173–181. https://doi.org/10.1176/ appi.focus.20160044

Arnsten, A., Mazure, C. M., & Sinha, R. (2012). C'est votre cerveau en crise. *Scientific American, 306*(4), 48–53. https://doi.org/10.1038/ scientificamerican0412-48

Avantages de l'éducation financière : Avantages de l'éducation financière. (s.d.). NFEC. https://www.financialeducatorscouncil.org/benefits-of-financial-education/

Équipe éditoriale de BetterHelp. (28 février 2025). *Impacts de la pression sociale.* BetterHelp. https://www.betterhelp.com/advice/general/how-does-social-pressure-impact-our-choices/

Bases du budget : la règle du 50-30-20. (s.d.). Union fédérale de crédit des Nations Unies. https://www.unfcu.org/financial-wellness/50-30-20-rule/

Carter, S. (10 juillet 2024). *25 techniques d'ancrage pour soutenir le bien-être mental.* All Points North. https://apn.com/resources/25-grounding-techniques-tosupport-mental-wellness/ /

Équipe CFI. (s.d.). Éducation *financière.* Institut de finance d'entreprise. https://corporatefinanceinstitute.com/resources/wealth-management/financial-literacy/

Chae, C. (13 juin 2024). Construire des amitiés saines. *Centre de thérapie de l'abondance.* https://www.abundancetherapycenter.com/blog/building-healthy-friendships

CounselorAid. (8 novembre 2024). Compétences de régulation émotionnelle TCD pour gérer le stress au travail. https://counseloraid.com/dbt-emotionregulation-skills-for-managing-workplace-stress/

Craft, L. L., & Perna, F. M. (1er juin 2004). Les bienfaits de l'exercice pour les personnes cliniquement déprimées. *Le Compagnon de soins primaires du Journal of Clinical Psychiatry, 06*(03), 104–111. https://doi.org/10.4088/pcc.v06n0301

Cuncic, A. (12 février 2024). *Sept techniques d'écoute active pour une meilleure communication.* Verywell Mind. http://www.verywellmind.com/what-is-actif-listening-3024343

Elise, C. (10 novembre 2019). *Des rituels pour lâcher prise.* Medium. https://medium. com/@septemberstar/rituals-for-leting-go-910b6a933689

Donner aux élèves des compétences d'affirmation de soi. (s.d.). Cliniques de soins. https://care-clinics.com/empowering-students-with-assertiveness-skills/

Fernando, J. (7 juin 2024). *L'éducation financière : qu'est-ce et pourquoi c'est si important*. Investopedia. https://www.investopedia.com/terms/f/financial-literacy.asp

5 stratégies de résolution des conflits au travail. (17 décembre 2024). *Champlain College Online*. https://online.champlain.edu/blog/top-conflictresolution-strategies

5 façons dont le stress peut affecter votre mémoire (et que faire à ce sujet). (s.d.). *Calm Blog*. https://www.calm.com/blog/stress-and-memory

Godwin, J. (12 mars 2023). *Parlons de... l'individualité*. Parlons de santé mentale. https://letstalkaboutmentalhealth.com.au/2023/03/12/ individuality /

Guide pour développer un état d'esprit de croissance. (16 décembre 2024). Tavahealth. https://www.tavahealth.com/resources/guide-growth-mindset

Hancock, J. (s.d.). *Quelles sont vos valeurs ?* Outils mentaux. https://www.mindtools. com/a5eygum/what-are-your-values

Holland, K. (18 avril 2025). *Détournement de l'amygdale : Quand l'émotion prend le dessus*. Healthline. https://www.healthline.com/health/stress/ amygdala-hijack

Comment pouvons-nous protéger, promouvoir et maintenir l'image corporelle ? Fondation pour la santé mentale. https://www.mentalhealth.org.uk/our-work/research/body-image-how-we-think-and-feel-about-our-bodies/ how-can-we-protectpromote-and-maintain-body-image

Comment la nature peut améliorer votre humeur. (9 avril 2024). Clinique Cleveland. https://newsroom.clevelandclinic.org/2024/04/09/how-the-outdoors-canimprove-your-mood

Comment embrasser l'acceptation de soi et cultiver la compassion envers soi. (s.d.). Des changements grands et petits. https://changesbigandsmall.com/how-to-embrace-self-acceptance-and-cultivate-self-compassion/

Comment favoriser un état d'esprit de croissance en classe. (10 décembre 2020). École d'éducation. *Université américaine*. https://soeonline.american.edu/ blog/growth-mindset-in-the-classroom/

Comment gérer la pression des pairs. (s.d.). Écoles publiques du comté de Fairfax. https://www. fcps.edu/student-wellness-tips/peer-pressure

Howards, Y. (19 août 2024). Le pouvoir du pardon dans la guérison émotionnelle. *Services de conseil pour demain mieux.* https://brightertomorrowtherapy. com/power-of-forgiveness/

Hurley, K. (29 juillet 2024). *Résilience : Un guide pour affronter les défis, les adversités et les crises de la vie.* Santé au quotidien. https://www.everydayhealth.com/wellness/resilience/

Axe hypothalamo-hypophyse-surrénalienne (HPA). (12 avril 2024). Clinique Cleveland. https://my.clevelandclinic.org/health/body/hypothalamic-pituitary-adrenal-hpa-axis

L'importance des limites pour votre bien-être mental : D'un thérapeute de Birmingham. (s.d.). Donner du pouvoir au conseil et au coaching. https://empowercounselingllc.com/the-importance-of-boundaries-for-your-mental-wellbeing/

Équipe éditoriale d'Insight Timer. (s.d.). Top 10 des techniques d'ancrage de pleine conscience pour les professionnels résilients au stress. *Blog Insight Timer.* https://insighttimer.com/ blog/mindfulness-grounding-techniques-for-professionals/

Kohrt, B. A., Ottman, K., Panter-Brick, C., Konner, M., & Patel, V. (2020). Pourquoi nous guérissons : L'évolution de la guérison psychologique et ses implications pour la santé mentale mondiale. *Revue de psychologie clinique, 82*(82). https://doi.org/10.1016/j. cpr.2020.101920

Lee, R. (s.d.). *Le pouvoir du pardon dans la guérison émotionnelle.* Famille. https://vocal.media/families/the-power-of-forgiveness-in-emotional-healing

Lumley, M. A., Cohen, J. L., Borszcz, G. S., Cano, A., Radcliffe, A. M., Porter, L. S., Schubiner, H., & Keefe, F. J. (2011). Douleur et émotion : une revue biopsychosociale des recherches récentes. *Journal of Clinical Psychology, 67*(9), 942–968. https://doi.org/10.1002/jclp.20816

Mayer, H. (3 juillet 2023). *L'art de l'auto-compassion : un voyage vers le bien-être mental et l'amélioration de soi.* Counseling dans l'espace intérieur. https://innerspacecounselling. com.au/the-art-of-self-compassion-a-journey-to-mental-well-being-and-self-improvement/

Personnel de la Mayo Clinic. (11 octobre 2022). *Exercices de pleine* conscience. Mayo Clinic. https://www.mayoclinic.org/healthy-lifestyle/consumer-health/in-depth/midnfulness-exercises/art-20046356

Personnel de la Mayo Clinic. (27 mars 2025). *Groupes de soutien : Créez des liens, demandez de l'aide.* Mayo Clinic. https://www.mayoclinic.org/healthy-lifestyle/stress-management/in-depth/support-groups/art-20044655

McEwen, B. S. (2017). Effets neurobiologiques et systémiques du stress chronique. *Stress chronique, 1*(1). https://doi.org/10.1177/2470547017692328

Michot, E. (2023). *Le rôle des attentes sociales dans le développement des tendances autocritiques.* Milieu universitaire. https://www.academia.edu/104726604/The_Role_Of_Societal_Expectations_In_The_Development_Of_Self_Critical_Tendencies

Méditation de pleine conscience : types, stratégies et bénéfices. (10 juin 2024). *Hôpital Bloomington Meadows.* https://bloomingtonmeadows.com/blog/mindfulness-meditation-types-strategies-benefits/

Techniques de pleine conscience pour une meilleure santé mentale. (s.d.) *Santé comportementale de Hope Mountain.* https://www.myhopemountain.org/blog/mindfulness-techniques-for-better-mental-health

Équipe éditoriale de Modern Recovery. (6 juillet 2023). *Expression émotionnelle : définition, avantages et techniques.* https://modernrecoveryservices.com/wellness/coping/skills/emotional/emotional-expression/

Morgan. L. (4 décembre 2024). 5 façons d'éviter les pièges courants de la dette grâce à des outils financiers intelligents. *Morgan & Morgan.* https://morganlawyers.com/5-ways-to-avoid-common-debt-pitfalls-with-smart-financial-tools/

Instituts nationaux de la santé. (s.d.). *Boîte à outils pour le bien-être émotionnel.* https://www.nih. gov/health-information/emotional-wellness-toolkit

Norelli, S. K., Long, A., & Krepps, J. M. (28 août 2023). *Techniques de relaxation.* Publishing, StatPearls. https://www.ncbi.nlm.nih.gov/books/ NBK513238/

Surmonter les obstacles : stratégies de résilience et d'adaptabilité. (s.d.). Pensez à l'Académie du coaching. https://www.thinkcoachingacademy.co.za/ overcoming-obstacles-strategies-for-resilience-and-adaptability/

Pederson, L. (17 octobre 2019). Exercices de pleine conscience : 73 façons de pratiquer la technique. *Les revues* MHS. https://www.mhs-dbt.com/blog/ mindfulness-exercises/

Pression ou influence des pairs : préadolescents et adolescents. (8 mai 2024). Réseau Élever des enfants. https://raisingchildren.net.au/teens/behaviour/peers-friends-trends/peer-influence

Pennock, S. F. (31 octobre 2024). Comprendre l'importance d'embrasser son vrai moi dans le coaching d'authenticité. *Quenza.* https://quenza.com/blog/ embracing-your-true-self/

Perry, E. (8 août 2023). La signification des valeurs personnelles : comment elles façonnent votre vie. *Mieux en haut.* https://www.betterup.com/blog/ meaning-of-personal-values

Perry, E. (26 mars 2024). 33 sujets de journal sur l'estime de soi pour la confiance en soi et l'auto-compassion. *Mieux en haut.* https://www.betterup.com/blog/ self-esteem-journal-prompts

Peterson, M. (25 mai 2023). Le fardeau persistant : Explorer les effets à long terme du stress sur la santé mentale et son impact sur la vie d'une personne. *Centre équilibré de la colonne vertébrale.* https://balancedspinecenter.com/ blog/the-lingering-burden-exploring-the-long-term-effects-of-stress-on-mental-wellness-and-its-impact-on-a-person-s-life

Purdue Global. (10 janvier 2024). Comment se fixer des objectifs professionnels pour vous-même. *Purdue Global.* https://www.purdueglobal.edu/blog/ careers/setting-professiona-goals-with-examples/

Élever des enfants empathiques : construire une société plus inclusive. Gouvernante de Londres. https://londongoverness.com/raising-empathetic-children-building-a-more-inclusive-society/

Raypole, C. (28 mai 2025). *Comment manipuler vos hormones pour une meilleure humeur*. Healthline. https://www.healthline.com/health/happy-hormone

Riess, H. (2017). La science de l'empathie. *Journal of Patient Experience*, 4(2), 74–77. https://doi.org/10.1177/2374373517699267

Robinson, L., Segal, J., & Smith, M. (13 mars 2025). *Communication efficace : Améliorer vos compétences interpersonnelles*. Guide d'aide. https://www.helpguide.org/relationships/communication/effective-communication

Schmitz, T. (3 juin 2016). *L'importance de la conscience émotionnelle dans la communication*. La Compagnie Conover. https://www.conovercompany.com/the-importance-of-emotional-awareness-in-communication/

Fixer des objectifs financiers SMART. (31 juillet 2024). *Desert Financial*. https://www. desertfinancial.com/en/learn/blog/financial-education/smart-goals

7 postures de yoga apaisantes pour soulager le stress. (11 juin 2024). *Palladium Private*. https:// www.palladiumprivate.com/blog/7-yoga-poses-for-stress-relief/

Shonk, K. (25 mai 2025). *3 stratégies de négociation pour la résolution de conflits*. Faculté de droit de Harvard. https://www.pon.harvard.edu/daily/dispute-resolution/3-negotiation-strategies-for-conflict-resolution/

SMART goals. (s.d.). Académie Khan. https://www.khanacademy.org/college-carrières-plus/littératie-financière/xa6995ea67a8e9fdd :financial-goals/xa6995ea67a8e9fdd :smart-goals/a/smart-goals

Stef, S. (26 novembre 2023). *Compéténces de communication efficaces : Conseils pour l'écoute active, l'affirmation, la résolution de conflits, la résolution des conflits et la promotion de relations* saines. Douleur moyenne. https://medium.com/@stellafong/effective-communication-skills-tips-for-active-listening-assertiveness-conflict-resolution-and-2dcdf6430ace

Sutton, J. (14 mai 2018). *5 bienfaits du journal intime pour la santé mentale.* Psychologie positive. https://positivepsychology.com/benefits-of-journaling/

Taylor, D. (28 juillet 2023). Écoute active et empathie pour de meilleures relations de travail. *Forbes.* https://www.forbes.com/councils/forbesbusinesscouncil/2023/07/28/active-listening-et-empathy-for-better-working-relationships/

10 stratégies efficaces pour gérer des émotions envahissantes. (s.d.). DBT du sud du New Jersey. https://dbtofsouthjersey.com/how-to-manage-overwhelming-emotions/

10 stratégies pour éviter de s'endetter. (s.d.). Banque centrale. https://www.centralbank.net/learning-center/strategies-to-avoid-debt/

Tickner, A. (4 novembre 2024). Bases de la fixation d'objectifs : Objectifs à court et long terme pour réussir. *Speexx.* https://www.speexx.com/speexx-blog/goal-setting-basics-long-term-and-short-term-goals-for-success/

United Way NCA. (6 juin 2023). L'éducation financière des jeunes : pourquoi est-elle importante ? *United Way de la région de la capitale nationale.* https://unitedwaynca.org/blog/financial-literacy-for-youth/

Wadmin. (16 février 2024a). *Déclencheurs émotionnels : pourquoi ils sont importants et comment les gérer efficacement.* Solutions de santé conscientes. https://mindfulhealthsolutions.com/emotional-triggers-why-they-matter-how-to-manage-them-effectively/

Wadmin. (2024b, 19 juillet). *Trouvez vos déclencheurs personnels en 7 étapes simples et renforcez votre santé mentale.* Solutions de santé conscientes. https://mindfulhealthsolutions.com/find-your-personal-triggers-in-7-simple-steps/

Wadmin. (2024c, 9 août). *24 façons de transformer les pensées négatives grâce à des techniques cognitivo-comportementales.* Solutions de santé conscientes. https://mindfulhealthsolutions.com/24-ways-to-transform-negative-thoughts-with-cognitive-behavioral-techniques/

Walsh, J. (12 juillet 2015). *L'importance de créer nos propres rituels.* Jessica A. Walsh. https://www.jessicaannwalsh.com/2015/07/creating-rituals.html/

Whiteside, E. (22 août 2024). *La règle du budget 50/30/20 expliquée avec des exemples.* Investopedia. https://www.investopedia.com/ask/answers/022916/what-502030-budget-rule.asp

Pourquoi la positivité corporelle est importante. (15 octobre 2024). Blue Ridge Treatment. https://www.blueridgetreatment.com/post/why-body-positivity-is-important

Je me demandais. (17 octobre 2023). 10 façons d'intégrer la pleine conscience dans votre vie. https://blog.wondermed.com/10-ways-to-incorporate-mindfulness/

Wright, K. W. (2 juin 2023). Auto-réflexion : 300+ questions puissantes pour se tourner vers l'intérieur. *Jour un.* https://dayoneapp.com/blog/self-reflection/

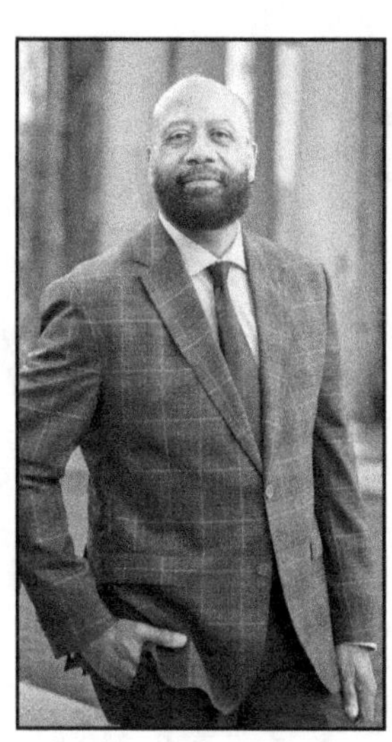

Jerome Puryear, docteur en médecine, **M**aîtrise en administration des affaires**,** Diplômé de l'American Board of Obesity Medicine (Conseil américain de médecine de l'obésité), est médecin, entrepreneur et défenseur du bien-être. Il aide depuis plus de 25 ans les gens à se libérer du stress, de l'anxiété et du doute de soi. Grâce à son expertise médicale, à sa vision des affaires et à sa certification de coach en santé et bien-être formé à Duke, il aide les adolescents et les jeunes adultes à se libérer de leurs fardeaux émotionnels et à vivre avec plus de clarté, de résilience et de détermination. *Maîtriser l'Art du Lâcher Prise Sur la Douleur Émotionnelle et les Relations Toxiques* est son guide pour construire une vie plus saine et plus authentique, en partant de l'intérieur.

MERCI DE M'AVOIR LU

Ton parcours compte énormément

Si ce livre t'a donné de l'espoir, t'a aidé à lâcher prise,
ou t'a rappelé ta propre force, je serais ravi avoir de ton retour.

Prends un moment pour laisser un avis sur Amazon. Tes mots aident ce
message à atteindre d'autres personnes qui en ont aussi besoin.

Scanne le code QR ci-dessous pour
partager tes impressions

Ton avis pourrait être exactement
ce dont quelqu'un d'autre a besoin
pour commencer son parcours
vers la guérison.

RESTEZ CONNECTÉ

Si vous souhaitez continuer à explorer la clarté et la confiance grâce à des
livres fondés sur des preuves et qui changent la vie, nous vous invitons à
rejoindre le site Web du Dr Puryear ici :

Vous y trouverez des
informations sur les
prochains livres.

www.ingramcontent.com/pod-product-compliance
Lightning Source LLC
Chambersburg PA
CBHW061259090726
47818CB00093B/370/J